1日5分で脳がみるみる若返る!

大人の

脳活算数ドリル 180日

篠原 菊紀 監修

西東社

脳機能アップには計算の積み重ねが効く!

思い当たるものをチェックしてみましょう!

- ☑ 人の名前が出てこない
- ☑ 集中できない、気が散る
- ☑ 置いた場所がわからない
- ☑ どれか1つに決められない
- ☑ 約束・予約を忘れる
- ☑ 作り方、使い方を覚えられない
- ☑ 何度も話を聞き返す
- ☑ 2つの作業を同時にはできない
- ☑ 集中する時間が長く続かない

年齢を重ねるごとに、物忘れが増えたり、物覚えが悪くなったりすることは、誰にでも起こります。だからといって、脳の衰えを年齢が原因と決めつけないでください。

確かに平均的には認知機能は下がりますが、適確な「脳活」や運動、健康管理によって、脳の若さを保つことができます。

筋肉の場合を考えると、加齢とともに衰え始めても、スポーツやトレーニングに取り組めば、体力全般が向上しますね。脳も同じで、考えること、集中することが脳のトレーニングになり、これを習慣化することで、脳機能の維持だけでなく向上も望めます。

算数は、数字を記憶する、記憶した数字を使って答えを導く、この作業の積み重ねです。一つ一つの計算は、脳が疲れない程度の作業ですが、薄い紙を積み重ねるように、気が付けば高い効果をもたらします。

脳科学者 **篠原菊紀**（しのはらきくのり）

**公立諏訪東京理科大学工学部情報応用工学科教授
人システム研究所長**

専門は脳科学、応用健康科学。遊ぶ、運動する、学習するといった日常の場面における脳活動を調べている。ドーパミン神経系の特徴を利用し遊技機のもたらす快感を量的に計測したり、ギャンブル障害・ゲーム障害の実態調査や予防・ケア、脳トレーニング、AI（人工知能）研究など、ヒトの脳のメカニズムを探求する。

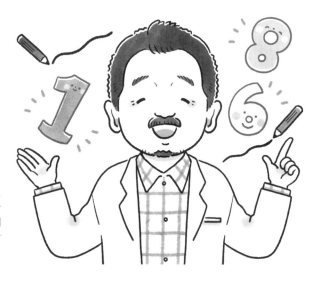

数字や言葉を覚えながら
作業を進めることが、脳を鍛える！

作業記憶が暮らしに役立つ

　脳は、記憶や情報を一時的に保持しながら、それを使って作業を正しく、目的に沿って進める力があります。この力を「作業記憶（ワーキングメモリ）」といいます。

　算数では、数字や条件を一旦覚え、計算の途中で繰り上がり、繰り下がりを考え、覚えた情報を使って、答えにたどり着きますね。こんな情報活用の能力が「作業記憶（ワーキングメモリ）」です。途中で覚えた数字は、答えが出ると忘れる「短期記憶」です。短期記憶は、例えるなら「メモ書き」で、メモ用紙の枚数が少ないと、つまり短期記憶が低い

と、覚えきれません。
①「2+3」「4+5」「6+7」の足し算 3 つの答えを覚えてください。
②次に、覚えた数字を、最初から順に足してください。

　①で覚えることが「短期記憶」で、②で覚えた情報を使って作業をする能力が「作業記憶（ワーキングメモリ）」です。

　本書の算数は、小学校で教わった内容です。一度学んだことを学び直しながら、短期記憶を頻繁に使う本書の問題は、作業記憶のトレーニングに最適です。

脳の活性化に加えて、暮らしに算数力が使えるうれしさ

　脳活で「作業記憶（ワーキングメモリ）」が使えるようになると、計算力はもちろん、思考力、記憶力、判断力、発想力がどんどん高まります。すると、問題を解くことが一層、楽しくなります。楽しいと集中できて、学習が習慣化します。積極的に取り組むことが、脳の活性化の近道です。

　さらに、学習を積み重ねると、「暗算」やだいたいの目安を付ける「概算」ができるようになります。お買い物、飲食店での会計、旅行の予算の検討で、算数の学び直しが大いに役立つと、やりがいを実感されることと思います。

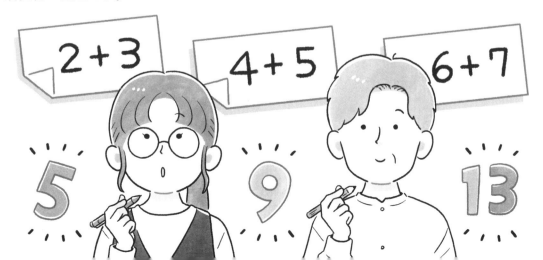

学んだ算数を暮らしで使うこと 何をとっても脳にいい！

継続は力なり、コツコツを続けて考える力を維持

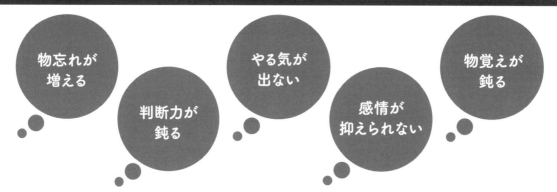

物忘れが増える

判断力が鈍る

やる気が出ない

感情が抑えられない

物覚えが鈍る

　脳が衰えると、このような障害が現れるといわれています。身体も脳もですが、「今までとは違う感覚」や「できていたことが上手くいかないやりにくさ」を感じたら、トレーニングを検討してください。

　トレーニングによって能力が向上することを目的にするのではなく、衰えないように維持することを大切に考えましょう。この考えが、無理をせず、結果を高望みしないで、トレーニングが長続きするコツです。

　本書の算数学習も、コツコツを続けることで、物事をしっかり考える本当の力が維持できます。そして続けるうちに能力の向上も可能です。継続は力なり、脳活でもこれが大事です。

脳の活性化とともに、認知症を予防する生活を考える

　世界保健機関（WHO）は 2019 年、「認知機能低下および認知症のリスク低減のためのガイドライン」を公表しました。全世界で 5,000 万人の人が認知症にかかり、毎年 1,000 万人近くの新規患者が発生と報告しています。今後 30 年で、認知症の総患者数は現在の約 3 倍の 1 億 5,200 万人にまで増える

と警鐘を鳴らし、予防の必要性を訴えているのです。

　その内容は、身体の健康を保つことと重なっています。規則正しい生活で健康に留意すれば、そのまま脳にも好影響なのです。脳のアンチエイジングを望む今、同時に全身の健康をさらに意識してみましょう。

認知症予防①	身体活動・運動
認知症予防②	禁煙
認知症予防③	バランスのとれた食事
認知症予防④	危険で有害な飲酒の減量や中断

認知症予防⑤	認知トレーニング
認知症予防⑥	社会活動・社会参加
認知症予防⑦	肥満・高血圧・糖尿病の管理
認知症予防⑧	脂質異常症・うつ病・難聴の管理

会話や行動をいっしょに楽しめる 人とのかかわりを大切に！

人との交流が、認知症予防につながる

WHO のガイドラインにある「社会活動・社会参加」は重要な項目です。

例えば、人と会う約束をするときは、「この日に会う」「何時にどこで待ち合わせをする」「家を何時に出れば間に合うか」「どの交通ルートがいいか」など複数のことを考え、記憶します。人と会って会話して、お買い物して、計算して、お食事して、計算して。脳はフル活動します。

本書で学んだことを、社会の中で使ってみる機会もたくさんありますよ。

学習効果を活用して、暮らしに笑い声があふれるときを目指しましょう。

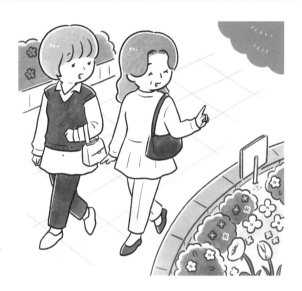

「メモ算」をおすすめします

本書は、暗算ができるように、計算のコツを解説しています。しかし、暗算であらゆる計算ができるようになるには、コツに慣れることが必要です。

まずは暗算ではなく、途中の段階でわかった数字を書きとめる「メモ算」で、計算に慣れていきましょう。計算のコツを学習した後に、メモをしながら計算することで、速く間違いが少ない計算ができるようになります。ページの空きスペース、計算問題の行間も使って、計算途中のメモ書きをしましょう。

「メモ算」は筆算に比べて、頭の中で考える、覚える作業が多く、この方法に慣れることで、「暗算」ができるようになる可能性が高まります。また、脳を活発に使うので、本書の目的である脳機能の向上や脳の若さを保つことにつながります。

本書は、1 日 1 ページ、5 分から 10 分で仕上げることを目安にしていますが、時間はあまり気にせず、あなたのペースで解いてください。なるべく速く解くチャレンジはおすすめします。

本書の使い方

出題文をしっかり読みましょう。
解き方と考え方がわかります。
答えは、2ページ後のページの下部に掲載されています。

\使い方1/
学習時間を定める

脳活に取り組む時間を、なるべく同じにしましょう。朝食の前や後、就寝前、どこかのタイミングに学習の時間を決めると、忘れにくく、時間が取りやすくなります。

\使い方2/
一気に進めない

一気にページを進めたり、長い日数やらなかったり、問題を選り好みして解くことは避けましょう。毎日、長く続けるからこそ、脳に無理のない刺激が、継続的に与えられます。

\使い方3/
見直しをする

計算問題を解き終わったら、ざっと見直してみましょう。間違いに自分で気付いて、正すことの他に、計算の過程がもう一度「復習」できて、計算力アップに大きな効果があります。

\使い方4/
学習の成果を社会で試す

50日目といった学習の区切りを超えたあたりで、お買い物や飲食での支払い時に「暗算」を試みてみましょう。計算速度の改善が感じられますよ。

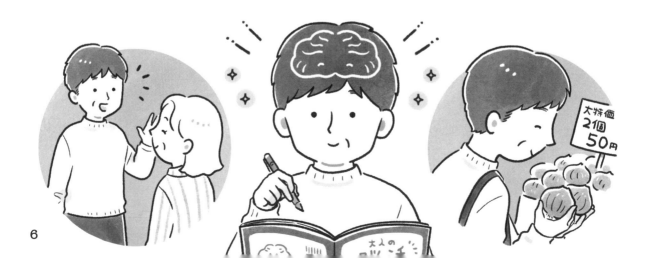

速く正確な計算のコツ

計算には、数字を整理して
わかりやすく答えを出す「コツ」があります。
コツを覚えるだけで、暗算が急に得意になるわけでなく、
コツを何度も使ううちに、速く正確になります。
「速く正確な計算のコツ」を実際に使い、
徐々に上達してください。
計算のすべてを頭の中で考える必要はありません。
「覚え書き」として、計算の途中の数字をメモ書きしながら、
コツを身に付けましょう。

速く正確な計算のコツ 足し算

貸し借り計算 一の位を「0」にして暗算

計算が手間に感じるのは、「繰り上がり」「繰り下がり」があるからです。

「繰り上がり」は、例えば一の位で 9 と 7 を足した 16 のうち、10 を十の位に送ることです。

「繰り下がり」は、例えば一の位で 4 から 9 を引くときに、足りないので十の位から 10 を送って、14 から 9 を引いて 5 とする計算です。

67+93 を考えると、一の位、十の位でそれぞれ繰り上がり、手間がかかります。

67 に 3 を足して 70 にしてみましょう。

足した 3 は 93 から「借りた」つまり、93 のうち 3 を先に足しました。93 からは「貸した」3 を引きます。

$$\overset{\text{3を借りる}}{67+93}=7\underline{0}+90=160$$

一の位を「0」にする

一の位を「0」にした式 70+90 は繰り上がり計算が少なく、暗算がしやすくなりました。

161+84 のように、左の数の一の位の数が小さい場合は、161 から 1 を 84 に貸して＝足して、計算を簡略化することもできます。

$$\overset{\text{1を貸す}}{161+84}=16\underline{0}+85=245$$

一の位を「0」にする

貸し借り計算 一の位を「0」にして暗算

「貸し借り計算」は、引き算にも使えます。

146−66 を考えると、十の位で繰り下がり、手間のかかる計算になります。

このとき、146 に 4 を足して 150 にしてみましょう。

146 に 4 を借りて足して、150 まで増えたので、66 にも同じだけの 4 を足して、答えが変わらないようにします。

一の位を「0」にした式 150−70 となり、暗算がしやすくなりました。

146が借りて増えた4を足すと
4を借りる　答えが変わらない
$$146-66=150-70=80$$
一の位を「0」にする

151−96 のように、左の数の一の位の数が小さい場合は、151、96、どちらの数からも「1」を引くことで、計算を簡略化することもできます。

151が貸して減った1を引くと
1を貸す　答えが変わらない
$$151-96=150-95=55$$
一の位を「0」にする

次の例題で、足し算・引き算の「貸し借り計算」を
実際にやってみましょう。

■「3」の貸し借り
$$37+94=(37+3)+(94-3)=\boxed{}$$

■「6」の貸し借り
$$84+28=(84+6)+(28-6)=\boxed{}$$

■「7」を借りる
$$183-94=(183+7)-(94+7)=\boxed{}$$

■「8」を借りる
$$162-73=(162+8)-(73+8)=\boxed{}$$

左から足し算　左側＝大きい桁の数字から計算

2749＋567 の計算では、多くの方が筆算を使おうと考えるのではないでしょうか。

$$
\begin{array}{r}
2749 \\
+\ \ \ 567 \\
\hline
3316
\end{array}
$$

上記の筆算では、右側の桁、一の位の計算 9＋7 から始めますね。

一の位の計算は 9＋7＝16 で、10 が繰り上がり、十の位の計算は 4＋6＋1（繰り上がり分）＝11 となり、また繰り上がり……。ややこしいですね。

暗算では、**左側＝大きい桁の数字同士の計算**から始めてみましょう。

千の位　2000
百の位　700＋500＝1200
十の位　40＋60＝100
一の位　9＋7＝16

位ごとに計算した答えをすべて足せば、2749＋567 の答えとなります。

これなら暗算ができそうですね。

千の位の和　百の位の和　十の位の和　一の位の和
$$
2749＋567＝2000＋(700＋500)＋(40＋60)＋(9＋7)
$$
$$
＝2000＋1200＋100＋16＝3316
$$

次の例題で、「左から足し算」を実際にやってみましょう。

$$3789＋487＝ \boxed{千の位} 3000＋ \boxed{百の位}(700＋400)＋$$
$$\boxed{十の位}(80＋80)＋ \boxed{一の位}(9＋7)＝\boxed{}$$

$$1295＋867＝ \boxed{千の位} 1000＋ \boxed{百の位}(200＋800)＋$$
$$\boxed{十の位}(90＋60)＋ \boxed{一の位}(5＋7)＝\boxed{}$$

$$2376＋695＝ \boxed{千の位} 2000＋ \boxed{百の位}(300＋600)＋$$
$$\boxed{十の位}(70＋90)＋ \boxed{一の位}(6＋5)＝\boxed{}$$

左から掛け算 **左側＝大きい桁の数字から計算**

652×7の計算では、多くの方が筆算を使おうと考えるのではないでしょうか。

$$\begin{array}{r} 652 \\ \times 7 \\ \hline 4564 \end{array}$$

上記の筆算では、右側の桁、一の位の計算 2×7 から始めますね。

一の位の計算は 2×7＝14 で、10 が繰り上がり、十の位の計算は 5×7＋1（繰り上がり分）＝36 となり、また繰り上がり……。ややこしいですね。

暗算では、**左側＝大きい桁の数字同士の計算から始めてみましょう。**

百の位　600×7＝4200
十の位　50×7＝350
一の位　2×7＝14

位ごとに計算した答えをすべて足せば、652×7 の答えとなります。
これなら暗算ができそうですね。

百の位の積　　十の位の積　　一の位の積
$$652×7＝(600×7)＋(50×7)＋(2×7)$$
$$＝4200＋350＋14＝4564$$

次の例題で、「左から掛け算」を実際にやってみましょう。

467×6＝ 百の位 (400×6)＋ 十の位 (60×6)＋ 一の位 (7×6)
＝

683×7＝ 百の位 (600×7)＋ 十の位 (80×7)＋ 一の位 (3×7)
＝

372×5＝ 百の位 (300×5)＋ 十の位 (70×5)＋ 一の位 (2×5)
＝

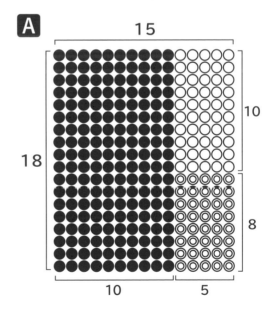

11～19までの掛け算　暗算法則を覚える

11、12、13、14、15、16、17、18、19 の数字のうち 2つの掛け算では、次の法則が成り立ちます。

18×15 で説明します。
Step 1　左側の数字 18 に、**右側の数字 15 の一の位の数を足し算**します。
18＋5＝23
Step 2　Step 1 に **10 を掛けます**。
23×10＝230
Step 3　**左側の数字 18、右側の数字 15 の一の位の数を、掛け算**します。
8×5＝40
Step 4　**Step 2 と Step 3 を足し算**します。
230＋40＝270

この 270 が 18×15 の答えと一致します。

11×11 ～ 19×19 までの掛け算の法則をまとめます。
（左側の数字＋右側の数字の一の位）×10 ＋（左右の数字の一の位の掛け算）

法則が成り立つ理由を説明します。18×15 は図で表すと **A** になります。
タテに 18 個、ヨコに 15 個並んだ ●○◎ の数の合計が、18×15 の答えです。

●は、18×10
○は、15 の一の位 5×10
　●＋○は、（18×10）＋（5×10）ですが、2 つの（　　）の計算は、いずれも ×10 なので（18×10）＋（5×10）＝（18＋5）×10 とまとめることができます。

これが法則では、（**左側の数字＋右側の数字の一の位**）×10 の部分です。

◎が残っています。
◎は 8×5 で、18、15 それぞれの一の位の数字の掛け算となっています。
　●＋○＋◎は、（18＋5）×10 ＋ 8×5 ＝230＋40＝270

この 270 が 18×15 の答えと一致しており、法則が成り立ちます。

A

（左側の数字＋右側の数字の一の位）×10　＋　左右の数字の一の位の積
$$18×15＝(18＋5)×10＋(8×5)$$
$$＝230＋40＝270$$

2桁×2桁の掛け算　暗算できる数に整理する

法則が成り立つ 11×11 ～ 19×19 以上の 2桁 ×2 桁の掛け算も、暗算できる可能性が高い法則があります。

37×54 で説明します。

Step 1　左右の数字の十の位の数を掛け算
3×5＝15

Step 2　左右の数字の一の位の数を掛け算
7×4＝28

Step 3　Step1 の数字を先・左側に、Step 2 の数字を後・右側に並べます。
1528

Step 4　37×54 の外側の数字 3 と 4 を掛け算した後、10 を掛けます。
3×4＝12　12×10＝120

Step 5　37×54 の内側の数字 7 と 5 を掛け算した後、10 を掛けます。
7×5＝35　35×10＝350

Step 6　Step 3 ～ 5 の数字を、足します。
1528＋120＋350＝1998

この 1998 が 37×54 の答えと一致します。法則が成り立つ理由を説明します。

37×54 の筆算を見てみましょう。

$$\begin{array}{r} 37 \\ \times\ \ 54 \\ \hline 148 \\ 185\ \ \\ \hline 1998 \end{array}$$

筆算は、一の位の掛け算から始めますね。すべての計算を書き出してみます。
(7×4)＋(30×4)＋(7×50)＋(30×50)＝28＋120＋350＋1500＝1998

法則は筆算を別の順番に置きかえたもの。手間がかかるように見えますが、法則に沿って計算すると、暗算できる可能性が高いとわかります。

A B　C D
step1
A B　C D
step4

$$37×54\ +\ 37×54$$

step2　　　step5

A B　C D
↓ ↓　↓ ↓　A×C　B×D　A×D　B×C
$$37×54＝(3×5)\ (7×4)＋(3×4)×10＋(7×5)×10$$
$$＝1528＋120＋350＝1998$$

約数に分けて割り算 割る数を約数に分けて計算

小数点以下がない 5、18、26、125、437 などの数のことを「整数」といいます。要は、きっちりした数のことです。

ある整数を割り切ることができる整数のことを、「約数」といいます。

整数＝12 は、約数＝1、2、3、4、6、12 で割り切れますね。

割り算では、この約数を使うと、暗算がしやすくなる場合があります。

126÷18 で説明します。

18 の約数は、1、2、3、6、9、18 です。18＝2×9 と約数同士の掛け算に置き換えることができますね。

126÷18＝126÷（2×9）＝126÷2÷9 と式を変えても同じ答えとなります。

126 をまず 2 で割ると 63 と一気に数字が小さくなります。これをさらに 9 で割りましょう。
126÷2÷9＝63÷9＝7

先にここを計算

126 を 18 で一気に割ろうとせずに、割る数を約数に分けて、計算も数回に分けると、暗算できる可能性が高くなります。

126÷18、144÷24、288÷36 のように、式にある数字がどちらも偶数の場合は、割る数の約数「2」を使って、まずは割られる数を半分にしてから、その後の計算をするといいでしょう。

割る数　18＝2×9・約数に分解　先にここを計算

$$126÷18＝126÷（2×9）＝126÷2÷9$$
$$＝63÷9＝7$$

次の例題で、「約数に分けて割り算」を実際にやってみましょう。

$$112÷14＝112÷（2×7）＝112÷2÷7＝\boxed{}$$

$$108÷27＝108÷（3×9）＝108÷3÷9＝\boxed{}$$

$$168÷28＝168÷（2×2×7）＝168÷2÷2÷7＝\boxed{}$$

掛け算 九九の表

学習日　　　　月　　　　日

所要時間　　　分　　　秒

ヨコ、タテの数字が交差するマスで、それぞれ2つの数字の掛け算をして、九九の表を完成させてください。

×	1	2	3	4	5	6	7	8	9
1									
2									
3									
4									
5									
6									
7									
8									
9					45				

ヨコ 5× タテ 9=45

ヨコ×タテの掛け算の答えを
書き込みましょう

九九の計算を無作為に並べました。暗算しましょう。

① $5 \times 9 =$

② $7 \times 5 =$

③ $9 \times 2 =$

④ $5 \times 3 =$

⑤ $7 \times 7 =$

⑥ $9 \times 4 =$

⑦ $3 \times 4 =$

⑧ $5 \times 6 =$

⑨ $7 \times 8 =$

⑩ $9 \times 9 =$

⑪ $3 \times 9 =$

⑫ $5 \times 5 =$

⑬ $7 \times 2 =$

⑭ $9 \times 3 =$

⑮ $3 \times 3 =$

⑯ $5 \times 7 =$

⑰ $7 \times 4 =$

⑱ $9 \times 6 =$

⑲ $3 \times 6 =$

⑳ $5 \times 8 =$

㉑ $7 \times 9 =$

㉒ $9 \times 5 =$

㉓ $3 \times 5 =$

㉔ $5 \times 2 =$

㉕ $7 \times 3 =$

㉖ $9 \times 7 =$

㉗ $3 \times 7 =$

㉘ $5 \times 4 =$

㉙ $7 \times 6 =$

㉚ $9 \times 8 =$

㉛ $3 \times 8 =$

㉜ $6 \times 9 =$

㉝ $8 \times 5 =$

㉞ $4 \times 3 =$

㉟ $6 \times 7 =$

㊱ $8 \times 2 =$

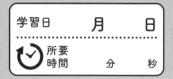

【×÷の計算が先】 加減乗除 ＋－×÷ が 混ざる計算では、×÷を 先に計算。

例

$80-9\times3=80-27=53$
9×3を先に計算する

$(80-9)\times3=71\times3=213$
先頭から計算すると全然違う答え＝間違いになる

$16+8\div4-5=16+2-5=13$
8÷4を先に計算する

$(16+8)\div4-5=24\div4-5=1$
先頭から計算すると全然違う答え＝間違いになる

① $22 + 4 \times 20 =$

② $38 - 6 \times 6 =$

③ $47 - 12 \div 3 =$

④ $87 + 17 \times 2 =$

⑤ $60 + 4 \times 16 =$

⑥ $19 + 96 \div 8 =$

⑦ $83 - 7 \times 8 =$

⑧ $67 - 18 \times 3 =$

⑨ $53 + 49 \div 7 =$

⑩ $29 - 33 \div 3 =$

001 日目
答え

【掛け算の九九】
表の掛け算の答えを、しっかり暗記しておきましょう。掛け算だけでなく、加減乗除の計算で、頻繁に使います。

×	1	2	3	4	5	6	7	8	9
1	1	2	3	4	5	6	7	8	9
2	2	4	6	8	10	12	14	16	18
3	3	6	9	12	15	18	21	24	27
4	4	8	12	16	20	24	28	32	36
5	5	10	15	20	25	30	35	40	45
6	6	12	18	24	30	36	42	48	54
7	7	14	21	28	35	42	49	56	63
8	8	16	24	32	40	48	56	64	72
9	9	18	27	36	45	54	63	72	81

004日目 （ ）がある計算

学習日	月	日
所要時間	分	秒

【（ ）の計算を優先】 式に（ ）があるときは、その中から計算。

例

$(8+12) \div (14-9) = 20 \div 5 = 4$
（ ）の中を優先して計算

$16 + (48-12) \times 2 = 16 + 36 \times 2 = 16 + 72 = 88$
（ ）の中を優先して計算　　36×2を先に計算する

① $(5 + 7) \div (9 - 3) =$ ☐

② $(16 - 9) \times (4 + 3) =$ ☐

③ $23 + (45 - 9) \div 4 =$ ☐

④ $60 - (13 + 2) \times 3 =$ ☐

⑤ $(42 - 6) \div (9 + 9) =$ ☐

⑥ $(31 - 7) \times (4 + 1) =$ ☐

⑦ $47 + (56 - 8) \div 6 =$ ☐

⑧ $72 - (11 + 4) \times 3 =$ ☐

⑨ $(61 + 11) \div (16 - 8) =$ ☐

002日目 答え

① 45　② 35　③ 18　④ 15　⑤ 49　⑥ 36　⑦ 12　⑧ 30　⑨ 56　⑩ 81　⑪ 27　⑫ 25
⑬ 14　⑭ 27　⑮ 9　⑯ 35　⑰ 28　⑱ 54　⑲ 18　⑳ 40　㉑ 63　㉒ 45　㉓ 15　㉔ 10
㉕ 21　㉖ 63　㉗ 21　㉘ 20　㉙ 42　㉚ 72　㉛ 24　㉜ 54　㉝ 40　㉞ 12　㉟ 42　㊱ 16

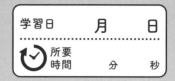

学習日　　月　　日

所要時間　　分　　秒

「倍数」とは、ある整数（小数点のある数字ではないもの）の何倍かの整数のことです。12 を例に説明すると、12 × 2 ＝ 24、12 × 3 ＝ 36、12 × 5 ＝ 60、12 × 15 ＝ 180、12 × 30 ＝ 360…は全部 12 の倍数です。

左端に大きく示した数字の「倍数」を、小さく示した中から選んで、丸で囲みましょう。

A　13

35　65　51　115　117　69　39

78　84　91　26　93　104　52

B　28

84　64　168　104　112　128　224

186　56　86　140　242　196　252

C　18

56　84　72　36　106　108　144

90　112　126　136　54　154　162

D　31

96　155　258　145　279　124　173

186　112　93　217　207　248　62

① 102　② 2　③ 43　④ 121　⑤ 124　⑥ 31　⑦ 27　⑧ 13　⑨ 60　⑩ 18

006日目 倍数の計算

左端に大きく示した「元の数字」の「倍数」が、記載されています。「元の数字」を何倍すれば計算が成り立つのか、□に数字を書き込みましょう。

A　11

① 11×□=55　　② 11×□=132

③ 11×□=88　　④ 11×□=121

B　35

① 35×□=70　　② 35×□=315

③ 35×□=245　　④ 35×□=350

C　27

① 27×□=54　　② 27×□=216

③ 27×□=324　　④ 27×□=243

D　14

① 14×□=42　　② 14×□=84

③ 14×□=112　　④ 14×□=168

E　19

① 19×□=57　　② 19×□=114

③ 19×□=152　　④ 19×□=304

「約数」とは、ある整数に対して、その数を割り切ることのできる整数のことです。12を例に説明すると、12÷1、12÷2、12÷3、12÷4、12÷6、12÷12 は割り切れます。他の整数では 12 は割り切れません。

このときの、「1、2、3、4、6、12」が 12 の約数です。

左端に大きく示した数字の「約数」を、小さく示した中から選んで、〇で囲みましょう。

A　36

3　9　5　14　36　1　7

6　18　2　12　4　10　8

B　64

8　18　33　22　4　16　2

14　3　64　1　9　6　32

C　98

8　5　9　18　3　14　33

13　1　98　6　49　7　2

D　54

6　4　26　27　3　16　1

8　17　54　18　2　9　28

005 日目
答え

A　13 の倍数／ 26、39、52、65、78、91、104、117　　　B　28 の倍数／ 56、84、112、140、168、196、224、252　　　C　18 の倍数／ 36、54、72、90、108、126、144、162
D　31 の倍数／ 62、93、124、155、186、217、248、279

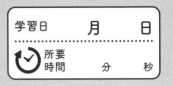

左端に大きく示した「元の数字」の「約数」の中で、2 つを掛け算すると「元の数字」になる組み合わせを探します。計算が成り立つように、□に約数を書き込みましょう。

A 24

① 8 × □ ＝24　　② 12 × □ ＝24

③ 6 × □ ＝24　　④ 24 × □ ＝24

B 56

① 14 × □ ＝56　　② 56 × □ ＝56

③ 7 × □ ＝56　　④ 2 × □ ＝56

C 84

① 3 × □ ＝84　　② 6 × □ ＝84

③ 42 × □ ＝84　　④ 12 × □ ＝84

D 48

① 2 × □ ＝48　　② 8 × □ ＝48

③ 16 × □ ＝48　　④ 12 × □ ＝48

E 72

① 2 × □ ＝72　　② 9 × □ ＝72

③ 24 × □ ＝72　　④ 18 × □ ＝72

006 日目
答え

A ①5 ②12 ③8 ④11　　B ①2 ②9 ③7 ④10
C ①2 ②8 ③12 ④9　　D ①3 ②6 ③8 ④12
E ①3 ②6 ③8 ④16

【貸し借り算】一の位を「0」にして暗算してみましょう。

3を借りる
例 67＋93＝70＋90＝160
一の位を「0」にする

1を貸す
61＋44＝60＋45＝105
一の位を「0」にする

一の位を「0」に　　貸し借りの数を調整

① 17 ＋ 84 ＝ [　] ＋ [　] ＝ [　]

② 38 ＋ 73 ＝ [　] ＋ [　] ＝ [　]

③ 85 ＋ 29 ＝ [　] ＋ [　] ＝ [　]

④ 28 ＋ 27 ＝ [　] ＋ [　] ＝ [　]

⑤ 13 ＋ 27 ＝ [　] ＋ [　] ＝ [　]

⑥ 61 ＋ 71 ＝ [　] ＋ [　] ＝ [　]

⑦ 36 ＋ 54 ＝ [　] ＋ [　] ＝ [　]

⑧ 47 ＋ 45 ＝ [　] ＋ [　] ＝ [　]

⑨ 86 ＋ 55 ＝ [　] ＋ [　] ＝ [　]

⑩ 11 ＋ 81 ＝ [　] ＋ [　] ＝ [　]

A　36の約数／1、2、3、4、6、9、12、18、36　　B　64の約数／1、2、4、8、16、32、64
C　98の約数／1、2、7、14、49、98　　D　54の約数／1、2、3、6、9、18、27、54

学習日　　月　　日
所要時間　　分　　秒

【貸し借り算】一の位を「0」にして暗算してみましょう。

3を借りる
例　$547+63=55\underline{0}+60=610$　一の位を「0」にする

1を貸す
$161+84=160+85=245$　一の位を「0」にする

一の位を「0」に　　貸し借りの数を調整

① $722+24=$ ☐ $+$ ☐ $=$ ☐

② $922+69=$ ☐ $+$ ☐ $=$ ☐

③ $689+79=$ ☐ $+$ ☐ $=$ ☐

④ $774+76=$ ☐ $+$ ☐ $=$ ☐

⑤ $762+63=$ ☐ $+$ ☐ $=$ ☐

⑥ $799+92=$ ☐ $+$ ☐ $=$ ☐

⑦ $982+68=$ ☐ $+$ ☐ $=$ ☐

⑧ $507+54=$ ☐ $+$ ☐ $=$ ☐

⑨ $621+43=$ ☐ $+$ ☐ $=$ ☐

⑩ $788+53=$ ☐ $+$ ☐ $=$ ☐

008日目
答え
A ①3 ②2 ③4 ④1　B ①4 ②1 ③8 ④28
C ①28 ②14 ③2 ④7　D ①24 ②6 ③3 ④4
E ①36 ②8 ③3 ④4

【貸し借り算】一の位を「0」にして暗算してみましょう。

4を借りる

86が借りて増えた4を足すと答えが変わらない

2を貸す

62が貸して減った2を引くと答えが変わらない

例　$86 - 31 = 90 - 35 = 55$

一の位を「0」にする

$62 - 17 = 60 - 15 = 45$

一の位を「0」にする

一の位を「0」に　　貸し借りの数を調整

① $89 - 61 =$ ☐ $-$ ☐ $=$ ☐

② $41 - 24 =$ ☐ $-$ ☐ $=$ ☐

③ $58 - 43 =$ ☐ $-$ ☐ $=$ ☐

④ $44 - 26 =$ ☐ $-$ ☐ $=$ ☐

⑤ $68 - 45 =$ ☐ $-$ ☐ $=$ ☐

⑥ $81 - 74 =$ ☐ $-$ ☐ $=$ ☐

⑦ $57 - 31 =$ ☐ $-$ ☐ $=$ ☐

⑧ $78 - 15 =$ ☐ $-$ ☐ $=$ ☐

⑨ $88 - 25 =$ ☐ $-$ ☐ $=$ ☐

⑩ $59 - 13 =$ ☐ $-$ ☐ $=$ ☐

式の数字の整理方法は一例です　① $20 + 81 = 101$　② $40 + 71 = 111$　③ $90 + 24 = 114$
④ $30 + 25 = 55$　⑤ $10 + 30 = 40$　⑥ $60 + 72 = 132$　⑦ $40 + 50 = 90$　⑧ $50 + 42 = 92$
⑨ $90 + 51 = 141$　⑩ $10 + 82 = 92$

【貸し借り算】 一の位を「0」にして暗算してみましょう。

|例| $146-66=150\underline{0}-70=80$ | $151-96=150\underline{0}-95=55$ |

4を借りる　146が借りて増えた4を足すと　答えが変わらない　一の位を「0」にする

1を貸す　151が貸して減った1を引くと　答えが変わらない　一の位を「0」にする

一の位を「0」に　　貸し借りの数を調整

① $434-13 = \boxed{} - \boxed{} = \boxed{}$

② $633-46 = \boxed{} - \boxed{} = \boxed{}$

③ $151-84 = \boxed{} - \boxed{} = \boxed{}$

④ $964-55 = \boxed{} - \boxed{} = \boxed{}$

⑤ $441-12 = \boxed{} - \boxed{} = \boxed{}$

⑥ $217-99 = \boxed{} - \boxed{} = \boxed{}$

⑦ $783-57 = \boxed{} - \boxed{} = \boxed{}$

⑧ $356-42 = \boxed{} - \boxed{} = \boxed{}$

⑨ $625-88 = \boxed{} - \boxed{} = \boxed{}$

⑩ $832-45 = \boxed{} - \boxed{} = \boxed{}$

010日目 答え

式の数字の整理方法は一例です　① $720+26=746$　② $920+71=991$
③ $690+78=768$　④ $770+80=850$　⑤ $760+65=825$　⑥ $800+91=891$
⑦ $980+70=1050$　⑧ $510+51=561$　⑨ $620+44=664$　⑩ $790+51=841$

【左から足し算】 大きい桁の数字同士の計算から始めましょう。

例 $2749+567=\underset{\text{千の位の和}}{2000}+\underset{\text{百の位の和}}{(700+500)}+\underset{\text{十の位の和}}{(40+60)}+\underset{\text{一の位の和}}{(9+7)}$
$=2000+1200+100+16=3316$

	千の位の和	百の位の和	十の位の和	一の位の和	

① $3185+652 =$ ☐ ＋ ☐ ＋ ☐ ＋ ☐ ＝ ☐

② $3109+234 =$ ☐ ＋ ☐ ＋ ☐ ＋ ☐ ＝ ☐

③ $3817+259 =$ ☐ ＋ ☐ ＋ ☐ ＋ ☐ ＝ ☐

④ $5024+574 =$ ☐ ＋ ☐ ＋ ☐ ＋ ☐ ＝ ☐

⑤ $1038+514 =$ ☐ ＋ ☐ ＋ ☐ ＋ ☐ ＝ ☐

⑥ $4842+185 =$ ☐ ＋ ☐ ＋ ☐ ＋ ☐ ＝ ☐

⑦ $2396+711 =$ ☐ ＋ ☐ ＋ ☐ ＋ ☐ ＝ ☐

⑧ $7562+232 =$ ☐ ＋ ☐ ＋ ☐ ＋ ☐ ＝ ☐

⑨ $1231+431 =$ ☐ ＋ ☐ ＋ ☐ ＋ ☐ ＝ ☐

⑩ $1223+641 =$ ☐ ＋ ☐ ＋ ☐ ＋ ☐ ＝ ☐

011 日目
答え

式の数字の整理方法は一例です　① $90-62=28$　② $40-23=17$　③ $60-45=15$
④ $40-22=18$　⑤ $70-47=23$　⑥ $80-73=7$　⑦ $60-34=26$　⑧ $80-17=63$
⑨ $90-27=63$　⑩ $60-14=46$

並んだ 10 の数字を、間違いなく速く足し算しましょう。

① $44+49+53+61+96+31+30+17+26+7 =$

② $4+57+50+76+59+87+99+20+25+81 =$

③ $40+99+46+48+17+39+11+71+99+53 =$

④ $91+29+30+98+77+27+21+60+91+44 =$

⑤ $10+74+43+55+6+14+79+7+37+70 =$

⑥ $11+29+3+18+33+20+42+6+44+96 =$

⑦ $54+98+7+67+96+78+70+45+12+76 =$

⑧ $98+70+90+16+86+27+20+73+24+50 =$

⑨ $65+4+92+29+37+74+11+90+64+18 =$

⑩ $41+63+64+35+38+26+37+84+71+12 =$

⑪ $88+34+98+78+66+29+11+47+72+82 =$

⑫ $32+14+34+29+6+7+97+93+69+20 =$

012日目
答え

式の数字の整理方法は一例です　① $430 - 9 = 421$　② $630 - 43 = 587$
③ $150 - 83 = 67$　④ $960 - 51 = 909$　⑤ $440 - 11 = 429$　⑥ $220 - 102 = 118$
⑦ $780 - 54 = 726$　⑧ $360 - 46 = 314$　⑨ $630 - 93 = 537$　⑩ $830 - 43 = 787$

お金のやり取りと年齢に関する計算問題です。できるだけ、計算式も書いてみましょう。

A 定価4500円のサッカーボールが25%引きで売られています。サッカーボールの値段は何円ですか？

¥

B 500円で仕入れた品物に利益を20%加えて売ると、値段は何円になりますか？

¥

C 1200gの値段が600円のハムを、4500g買ったときの値段は何円になりますか？

¥

D 消費税10%の物は、本体価格に1.1を掛けると、消費税込みの価格になります。本体価格560円の靴下の税込み価格は何円になりますか？

¥

E 1本120円のペンを5本買うと、2割引きになります。5本の割引後の値段は何円になりますか？

¥

F Aさんの年齢の3倍がBさん、Bさんの年齢の2倍がCさんです。Bさんが15歳のとき、3人の年齢の合計は何歳ですか？

① 3000＋700＋130＋7＝3837
② 3000＋300＋30＋13＝3343
③ 3000＋1000＋60＋16＝4076
④ 5000＋500＋90＋8＝5598
⑤ 1000＋500＋40＋12＝1552
⑥ 4000＋900＋120＋7＝5027
⑦ 2000＋1000＋100＋7＝3107
⑧ 7000＋700＋90＋4＝7794
⑨ 1000＋600＋60＋2＝1662
⑩ 1000＋800＋60＋4＝1864

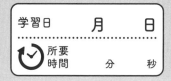
時間と速度に関する計算問題です。時刻は1時、2時、3時……11時、12時と数え、12時の次は1時とします。

A

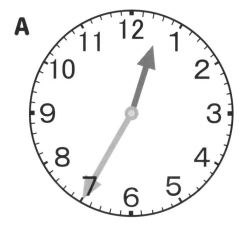

①時計の時刻は？

　　　　時　　　　　　分

②1時間30分前の時刻は？

　　　　時　　　　　　分

③45分後の時刻は？

　　　　時　　　　　　分

B

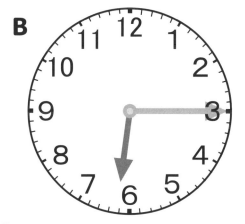

①時計の時刻は？

　　　　時　　　　　　分

②1時間40分後の時刻は？

　　　　時　　　　　　分

③50分前の時刻は？

　　　　時　　　　　　分

 C

時速56kmで、70km移動します。移動時間は何分になりますか？

 D

15分後に9km先に到着する必要があります。時速何kmで移動する必要がありますか？

014 日目
答え

① 414　② 558　③ 523　④ 568　⑤ 395　⑥ 302　⑦ 603　⑧ 554　⑨ 484
⑩ 471　⑪ 605　⑫ 401

算数パズル
1〜9計算名人

①〜⑥で、□に並ぶ数は、タテの列、ヨコの行の 3 つの数字を足した「和」です。条件を満たすように、1 〜 9 を書き込みましょう。それぞれの数字は 1 回ずつ使うこととします。

①

9			19
	6		13
		1	13
18	17	10	+

②

		8	24
	3		6
6			15
15	17	13	+

③

		7	16
	5		18
8			11
15	12	18	+

④

3			10
	7		17
		4	18
10	22	13	+

⑤

2			18
	6		15
		3	12
14	16	15	+

⑥

		6	17
	2		6
5			22
12	18	15	+

A　4500 × (1 − 0.25) = 4500 × 0.75 = 3375 円　　B　500 × (1 + 0.2) = 500 × 1.2 = 600 円
C　600 ÷ 1200 = 0.5 円が 1g の値段　0.5 × 4500 = 2250 円　　D　560 × 1.1 = 616 円
E　120 × 5 = 600 円が割引前の値段　600 × (1 − 0.2) = 600 × 0.8 = 480 円
F　Aさん　15 ÷ 3 = 5歳　Cさん　15 × 2 = 30歳　　A + B + C = 5 + 15 + 30 = 50歳

漢数字を算用数字に置き換えて、計算をしましょう。

① 九 拾 壱 － 七 拾 六 ＝　　　　－　　　　＝ ☐

② 弐 拾 参 ＋ 弐 拾 四 ＝　　　　＋　　　　＝ ☐

③ 五 拾 × 拾 九 ＝　　　　×　　　　＝ ☐

④ 八 拾 四 ＋ 六 拾 ＝　　　　＋　　　　＝ ☐

⑤ 四 拾 五 ＋ 五 拾 五 ＝　　　　＋　　　　＝ ☐

⑥ 五 拾 六 ÷ 弐 ＝　　　　÷　　　　＝ ☐

⑦ 弐 拾 四 ＋ 五 拾 参 ＝　　　　＋　　　　＝ ☐

⑧ 七 拾 × 拾 参 ＝　　　　×　　　　＝ ☐

⑨ 参 拾 八 ＋ 参 拾 五 ＝　　　　＋　　　　＝ ☐

⑩ 弐 拾 四 ÷ 四 ＝　　　　÷　　　　＝ ☐

⑪ 五 拾 七 × 拾 参 ＝　　　　×　　　　＝ ☐

⑫ 参 拾 七 ＋ 九 拾 ＝　　　　＋　　　　＝ ☐

⑬ 六 拾 四 ÷ 八 ＝　　　　÷　　　　＝ ☐

⑭ 七 拾 五 ÷ 五 ＝　　　　÷　　　　＝ ☐

⑮ 七 拾 七 － 六 拾 七 ＝　　　　－　　　　＝ ☐

016日目
答え

A　①12時35分　②11時05分　③1時20分　　B　①6時15分　②7時55分
③5時25分　　C　距離70km÷時速56km＝1.25時間が移動時間でこの単位を分に置き
換える　60分×1.25＝75分　　D　60分÷15分＝4　9km×4＝36kmが時速

31

【左から掛け算】 大きい桁の数字の計算から始めましょう。

$$例 \quad 652×7=\underbrace{(600×7)}_{百の位の積}+\underbrace{(50×7)}_{十の位の積}+\underbrace{(2×7)}_{一の位の積}$$
$$=4200+350+14=4564$$

　　　　　　　　　　　百の位の積　　　十の位の積　　　一の位の積

① 817 × 9 = ☐ + ☐ + ☐ = ☐

② 438 × 9 = ☐ + ☐ + ☐ = ☐

③ 365 × 7 = ☐ + ☐ + ☐ = ☐

④ 949 × 4 = ☐ + ☐ + ☐ = ☐

⑤ 302 × 8 = ☐ + ☐ + ☐ = ☐

⑥ 498 × 3 = ☐ + ☐ + ☐ = ☐

⑦ 882 × 3 = ☐ + ☐ + ☐ = ☐

⑧ 832 × 5 = ☐ + ☐ + ☐ = ☐

⑨ 899 × 5 = ☐ + ☐ + ☐ = ☐

⑩ 923 × 5 = ☐ + ☐ + ☐ = ☐

	①	②	③	④	⑤	⑥
	9 3 7	7 9 8	3 6 7	3 6 1	2 9 7	4 7 6
	5 6 2	2 3 1	4 5 9	2 7 8	4 6 5	3 2 1
	4 8 1	6 5 4	8 1 2	5 9 4	8 1 3	5 9 8

【11×11～19×19までの掛け算】 暗算に使える法則を覚えましょう。

（左側の数字＋右側の数字の一の位）×10 ＋ 左右の数字の一の位の積

例 $18 \times 15 = (18 + 5) \times 10 + (8 \times 5)$
$= 230 + 40 = 270$

左側の数字
＋右側の数字の一の位

左右の数字の
一の位の積

① $16 \times 11 = \boxed{} \times 10 + \boxed{} = \boxed{}$

② $18 \times 12 = \boxed{} \times 10 + \boxed{} = \boxed{}$

③ $16 \times 13 = \boxed{} \times 10 + \boxed{} = \boxed{}$

④ $18 \times 14 = \boxed{} \times 10 + \boxed{} = \boxed{}$

⑤ $16 \times 15 = \boxed{} \times 10 + \boxed{} = \boxed{}$

⑥ $18 \times 16 = \boxed{} \times 10 + \boxed{} = \boxed{}$

⑦ $16 \times 17 = \boxed{} \times 10 + \boxed{} = \boxed{}$

⑧ $18 \times 18 = \boxed{} \times 10 + \boxed{} = \boxed{}$

⑨ $16 \times 19 = \boxed{} \times 10 + \boxed{} = \boxed{}$

⑩ $19 \times 11 = \boxed{} \times 10 + \boxed{} = \boxed{}$

018 日目
答え

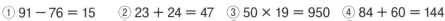

① $91 - 76 = 15$　　② $23 + 24 = 47$　　③ $50 \times 19 = 950$　　④ $84 + 60 = 144$
⑤ $45 + 55 = 100$　　⑥ $56 \div 2 = 28$　　⑦ $24 + 53 = 77$　　⑧ $70 \times 13 = 910$
⑨ $38 + 35 = 73$　　⑩ $24 \div 4 = 6$　　⑪ $57 \times 13 = 741$　　⑫ $37 + 90 = 127$
⑬ $64 \div 8 = 8$　　⑭ $75 \div 5 = 15$　　⑮ $77 - 67 = 10$

【2桁×2桁の掛け算】暗算できる数に頭の中で整理しましょう。

$$
\begin{array}{cccc}
A\ B & C\ D & A\times C & B\times D & A\times D & B\times C
\end{array}
$$

例　$37\times54=(3\times5)\ (7\times4)+(3\times4)\times10+(7\times5)\times10$

$\qquad\qquad =1528+120+350=1998$

B×Dが1桁の場合は0を頭に置き、05、08（例）と書く

	A×C	B×D		A×D		B×C	

① $75\times51=$ ☐ ☐ $+$ ☐ $\times10+$ ☐ $\times10=$ ☐

② $55\times34=$ ☐ ☐ $+$ ☐ $\times10+$ ☐ $\times10=$ ☐

③ $11\times23=$ ☐ ☐ $+$ ☐ $\times10+$ ☐ $\times10=$ ☐

④ $28\times71=$ ☐ ☐ $+$ ☐ $\times10+$ ☐ $\times10=$ ☐

⑤ $52\times27=$ ☐ ☐ $+$ ☐ $\times10+$ ☐ $\times10=$ ☐

⑥ $79\times51=$ ☐ ☐ $+$ ☐ $\times10+$ ☐ $\times10=$ ☐

⑦ $41\times64=$ ☐ ☐ $+$ ☐ $\times10+$ ☐ $\times10=$ ☐

⑧ $58\times35=$ ☐ ☐ $+$ ☐ $\times10+$ ☐ $\times10=$ ☐

⑨ $69\times94=$ ☐ ☐ $+$ ☐ $\times10+$ ☐ $\times10=$ ☐

⑩ $68\times48=$ ☐ ☐ $+$ ☐ $\times10+$ ☐ $\times10=$ ☐

019 日目 答え

① $7200+90+63=7353$　② $3600+270+72=3942$　③ $2100+420+35=2555$
④ $3600+160+36=3796$　⑤ $2400+0+16=2416$　⑥ $1200+270+24=1494$
⑦ $2400+240+6=2646$　⑧ $4000+150+10=4160$　⑨ $4000+450+45=4495$
⑩ $4500+100+15=4615$

【約数に分けて割り算】 割る数を約数に分けて暗算しましょう。

割る数　　　　18＝2×9・約数に分解　先にここを計算

例 $126 \div 18 = 126 \div (2 \times 9) = 126 \div 2 \div 9$
$= 63 \div 9 = 7$

約数に分解　　　　　先に計算

① $108 \div 12 = 108 \div 2 \div 6 \quad = \boxed{}$

② $196 \div 14 = 196 \div 2 \div 7 \quad = \boxed{}$

③ $144 \div 48 = 144 \div 2 \div 3 \div 8 = \boxed{}$

④ $162 \div 54 = 162 \div 2 \div 3 \div 9 = \boxed{}$

⑤ $180 \div 15 = 180 \div 3 \div 5 \quad = \boxed{}$

⑥ $168 \div 56 = 168 \div 2 \div 4 \div 7 = \boxed{}$

⑦ $260 \div 52 = 260 \div 2 \div 2 \div 13 = \boxed{}$

⑧ $108 \div 27 = 108 \div 3 \div 9 \quad = \boxed{}$

⑨ $400 \div 50 = 400 \div 5 \div 10 \quad = \boxed{}$

⑩ $180 \div 36 = 180 \div 4 \div 9 \quad = \boxed{}$

×÷の計算が先、+−は後から、に注意して計算をしましょう。

① $6 \times 13 - 35 =$

② $4 \times 19 - 67 =$

③ $84 - 5 \times 15 =$

④ $75 - 12 \times 6 =$

⑤ $5 \times 16 - 65 =$

⑥ $60 + 6 \times 3 =$

⑦ $36 - 18 \times 2 =$

⑧ $4 \times 9 + 19 =$

⑨ $88 + 13 \times 2 =$

⑩ $19 + 7 \times 13 =$

⑪ $4 \times 13 - 30 =$

⑫ $93 - 13 \times 7 =$

⑬ $3 \times 19 + 33 =$

⑭ $4 \times 6 + 19 =$

⑮ $33 + 11 \times 2 =$

⑯ $4 \times 17 + 11 =$

⑰ $86 - 14 \times 5 =$

⑱ $3 \times 16 + 24 =$

⑲ $6 \times 12 - 41 =$

⑳ $56 + 4 \times 19 =$

㉑ $3 \times 16 + 23 =$

㉒ $93 - 18 \times 3 =$

㉓ $3 \times 10 + 18 =$

㉔ $8 \times 9 - 24 =$

①35　05+7×10+25×10＝3825　②15　20+20×10+15×10＝1870　③2　03+3×10+2×10＝253　④14　08+2×10+56×10＝1988　⑤10　14+35×10+4×10＝1404　⑥35　09+7×10+45×10＝4029　⑦24　04+16×10+6×10＝2624　⑧15　40+25×10+24×10＝2030　⑨54　36+24×10+81×10＝6486　⑩24　64+48×10+32×10＝3264

図形の面積の公式を学びましょう。その後に、下にある図形で灰色になっている部分の面積を答えてください。

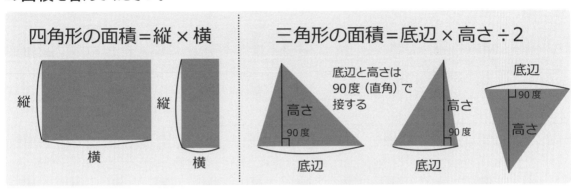

四角形の面積＝縦×横

三角形の面積＝底辺×高さ÷2

底辺と高さは90度（直角）で接する

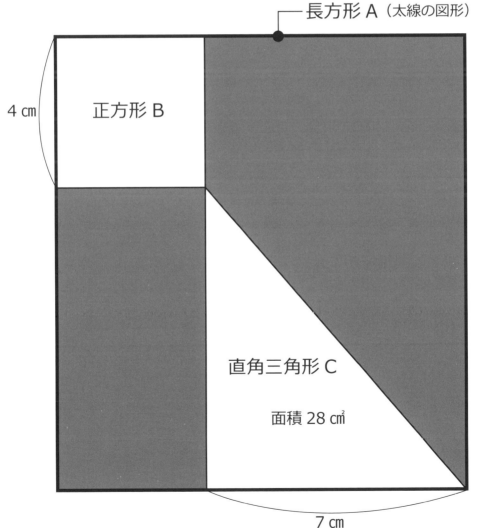

長方形 A（太線の図形）

正方形 B

4 cm

直角三角形 C

面積 28 cm²

7 cm

筆算で解いてみましょう。

① 　4817
　+1065

② 　2980
　+6013

③ 　1090
　+7769

④ 　2675
　+5438

⑤ 　1398
　+5863

⑥ 　1454
　+8284

⑦ 　2980
　+6331

⑧ 　3892
　+5250

⑨ 　7208
　+2058

⑩ 　2725
　+6123

⑪ 　1734
　+6947

⑫ 　4563
　+1687

筆算で解いてみましょう。

① 7985
　－3524

② 5362
　－4060

③ 4761
　－2589

④ 8971
　－5978

⑤ 9841
　－5641

⑥ 9416
　－2378

⑦ 6116
　－1171

⑧ 7221
　－5706

⑨ 6924
　－5670

024日目 答え

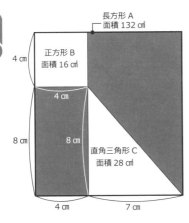

●直角三角形 C の面積は 底辺 7 × 高さ ÷ 2 = 28 ㎠
●面積から高さを求めると 高さ = 28 × 2 ÷ 7 = 8 ㎝
●長方形 A の横の辺の長さは 4 ＋ 7 = 11 ㎝
●縦の辺の長さは 4 ＋ 8 = 12 ㎝
●長方形 A の面積は 12 × 11 = 132 ㎠
●正方形 B の面積は 4 × 4 = 16 ㎠

●灰色の面積＝長方形 A －正方形 B －直角三角形 C
＝ 132 － 16 － 28 = 88 ㎠

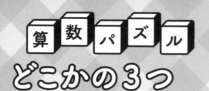

算数パズル どこかの3つ

学習日 　　月　　日
所要時間　　分　　秒

A〜Dで、4つの数字のグループが3組ずつ並んでいます。その中に、**例**のように、3つを足した和が左端の大きな字の数字になる組み合わせが、1か所あります。それぞれ、どこでしょう。

例 266

| 84 | 94 | **85** | **86** | 85 | 89 |
| 89 | 84 | 96 | **95** | 81 | 90 |

A 45

| 15 | 10 | 11 | 14 | 19 | 21 |
| 11 | 13 | 21 | 20 | 13 | 12 |

B 111

| 44 | 46 | 45 | 44 | 37 | 29 |
| 34 | 32 | 25 | 31 | 28 | 45 |

C 50

| 23 | 19 | 24 | 25 | 20 | 14 |
| 18 | 21 | 14 | 12 | 24 | 13 |

D 88

| 20 | 22 | 24 | 30 | 25 | 24 |
| 23 | 38 | 27 | 38 | 42 | 22 |

025 日目 答え
① 5882　② 8993　③ 8859　④ 8113　⑤ 7261　⑥ 9738　⑦ 9311　⑧ 9142
⑨ 9266　⑩ 8848　⑪ 8681　⑫ 6250

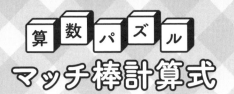
マッチ棒で計算式を作りましたが、間違っています。ここから1本だけを動かして、正しい計算にしてください。数字の形は、下記に合わせてください。

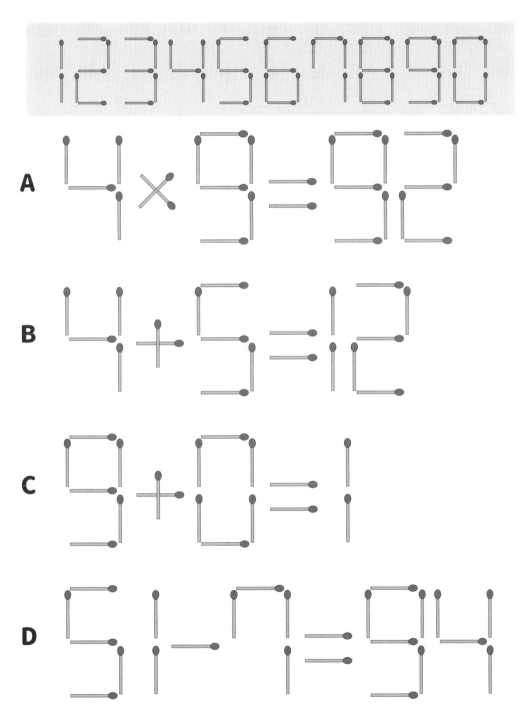

A　4 × 9 = 92

B　4 + 5 = 12

C　9 + 0 = 1

D　51 - 7 = 94

① 4461　② 1302　③ 2172　④ 2993　⑤ 4200　⑥ 7038　⑦ 4945　⑧ 1515
⑨ 1254

41

【貸し借り算】 一の位を「0」にして暗算してみましょう。

3を借りる

例　$67+93=70+90=160$

一の位を「0」にする

1を貸す

$61+44=60+45=105$

一の位を「0」にする

一の位を「0」に　　貸し借りの数を調整

① $95+85=$ □ ＋ □ ＝ □

② $94+98=$ □ ＋ □ ＝ □

③ $93+97=$ □ ＋ □ ＝ □

④ $81+16=$ □ ＋ □ ＝ □

⑤ $69+22=$ □ ＋ □ ＝ □

⑥ $17+17=$ □ ＋ □ ＝ □

⑦ $68+89=$ □ ＋ □ ＝ □

⑧ $92+51=$ □ ＋ □ ＝ □

⑨ $49+94=$ □ ＋ □ ＝ □

⑩ $46+19=$ □ ＋ □ ＝ □

A ⑪ ⑭ ㉑ ⑳
B ㊲ ㉙ ㉘ ㊺
C ㉔ 25 ⑭ ⑫
D 25 ㉔ ㊷ ㉒

【貸し借り算】一の位を「0」にして暗算してみましょう。

例
3を借りる
$547+63=55\underline{0}+60=610$
一の位を「0」にする

1を貸す
$161+84=16\underline{0}+85=245$
一の位を「0」にする

一の位を「0」に　　貸し借りの数を調整

① $944+31 = \boxed{} + \boxed{} = \boxed{}$

② $682+76 = \boxed{} + \boxed{} = \boxed{}$

③ $883+44 = \boxed{} + \boxed{} = \boxed{}$

④ $647+84 = \boxed{} + \boxed{} = \boxed{}$

⑤ $594+17 = \boxed{} + \boxed{} = \boxed{}$

⑥ $653+58 = \boxed{} + \boxed{} = \boxed{}$

⑦ $814+27 = \boxed{} + \boxed{} = \boxed{}$

⑧ $541+69 = \boxed{} + \boxed{} = \boxed{}$

⑨ $278+44 = \boxed{} + \boxed{} = \boxed{}$

⑩ $598+38 = \boxed{} + \boxed{} = \boxed{}$

028 日目 答え
A $4×8=32$　　B $7+5=12$　　C $9-8=1$　　D $61-7=54$
$4×8=32$　　$7+5=12$　　$9+8=1$　　$61-7=54$

【貸し借り算】 一の位を「0」にして暗算してみましょう。

4を借りる
86が借りて増えた4を足すと
答えが変わらない

2を貸す
62が貸して減った2を引くと
答えが変わらない

例　$86-31=90-35=55$　　　$62-17=60-15=45$

一の位を「0」にする　　　　　　　　　一の位を「0」にする

一の位を「0」に　　貸し借りの数を調整

① $72-43=$ ☐ $-$ ☐ $=$ ☐

② $79-38=$ ☐ $-$ ☐ $=$ ☐

③ $98-49=$ ☐ $-$ ☐ $=$ ☐

④ $65-47=$ ☐ $-$ ☐ $=$ ☐

⑤ $51-35=$ ☐ $-$ ☐ $=$ ☐

⑥ $85-37=$ ☐ $-$ ☐ $=$ ☐

⑦ $89-78=$ ☐ $-$ ☐ $=$ ☐

⑧ $94-67=$ ☐ $-$ ☐ $=$ ☐

⑨ $39-15=$ ☐ $-$ ☐ $=$ ☐

⑩ $68-35=$ ☐ $-$ ☐ $=$ ☐

式の数字の整理方法は一例です　① $100+80=180$　② $90+102=192$
③ $90+100=190$　④ $80+17=97$　⑤ $70+21=91$　⑥ $20+14=34$
⑦ $70+87=157$　⑧ $90+53=143$　⑨ $50+93=143$　⑩ $50+15=65$

【貸し借り算】一の位を「0」にして暗算してみましょう。

146が借りて増えた4を足すと
4を借りる　答えが変わらない
↓　　　　　↓
例 $146-66=150-70=80$
　　　　　一の位を「0」にする

151が貸して減った1を引くと
1を貸す　答えが変わらない
↑　　　　↑
$151-96=150-95=55$
　　　　一の位を「0」にする

一の位を「0」に　　貸し借りの数を調整

① $142-39 = \boxed{} - \boxed{} = \boxed{}$

② $828-98 = \boxed{} - \boxed{} = \boxed{}$

③ $867-29 = \boxed{} - \boxed{} = \boxed{}$

④ $304-47 = \boxed{} - \boxed{} = \boxed{}$

⑤ $358-72 = \boxed{} - \boxed{} = \boxed{}$

⑥ $592-76 = \boxed{} - \boxed{} = \boxed{}$

⑦ $642-69 = \boxed{} - \boxed{} = \boxed{}$

⑧ $757-48 = \boxed{} - \boxed{} = \boxed{}$

⑨ $243-21 = \boxed{} - \boxed{} = \boxed{}$

⑩ $611-31 = \boxed{} - \boxed{} = \boxed{}$

030日目
答え

式の数字の整理方法は一例です　① $940+35=975$　② $680+78=758$
③ $880+47=927$　④ $650+81=731$　⑤ $590+21=611$　⑥ $650+61=711$
⑦ $810+31=841$　⑧ $540+70=610$　⑨ $280+42=322$　⑩ $600+36=636$

45

学習日　　　月　　　日

所要時間　　　分　　　秒

【左から足し算】大きい桁の数字同士の計算から始めましょう。

例　$2749+567 = \overset{\text{千の位の和}}{2000} + \overset{\text{百の位の和}}{(700+500)} + \overset{\text{十の位の和}}{(40+60)} + \overset{\text{一の位の和}}{(9+7)}$
$= 2000 + 1200 + 100 + 16 = 3316$

	千の位の和		百の位の和		十の位の和		一の位の和		

① $2106+383 = \square + \square + \square + \square = \square$

② $6594+109 = \square + \square + \square + \square = \square$

③ $2255+706 = \square + \square + \square + \square = \square$

④ $1385+368 = \square + \square + \square + \square = \square$

⑤ $9107+252 = \square + \square + \square + \square = \square$

⑥ $1774+191 = \square + \square + \square + \square = \square$

⑦ $3673+126 = \square + \square + \square + \square = \square$

⑧ $1499+317 = \square + \square + \square + \square = \square$

⑨ $3664+776 = \square + \square + \square + \square = \square$

⑩ $2122+633 = \square + \square + \square + \square = \square$

031 日目　答え

式の数字の整理方法は一例です　① $70-41=29$　② $80-39=41$　③ $100-51=49$
④ $70-52=18$　⑤ $50-34=16$　⑥ $90-42=48$　⑦ $90-79=11$
⑧ $90-63=27$　⑨ $40-16=24$　⑩ $70-37=33$

並んだ 10 の数字を、間違いなく速く足し算しましょう。

① 97＋31＋15＋42＋64＋95＋8＋70＋37＋70 =

② 89＋93＋84＋25＋68＋72＋76＋74＋99＋45 =

③ 42＋21＋50＋87＋58＋10＋91＋90＋45＋69 =

④ 90＋68＋76＋52＋78＋94＋74＋13＋54＋59 =

⑤ 20＋89＋25＋50＋78＋45＋61＋99＋24＋95 =

⑥ 32＋99＋72＋59＋42＋17＋56＋99＋77＋77 =

⑦ 29＋52＋2＋68＋73＋66＋37＋8＋34＋27 =

⑧ 11＋87＋30＋19＋26＋89＋2＋37＋97＋3 =

⑨ 96＋38＋95＋38＋34＋36＋5＋86＋97＋89 =

⑩ 97＋13＋76＋26＋74＋79＋56＋58＋89＋42 =

⑪ 89＋81＋87＋61＋15＋15＋53＋60＋11＋77 =

⑫ 38＋25＋34＋43＋49＋32＋38＋42＋78＋70 =

式の数字の整理方法は一例です　① 140 － 37 = 103　② 830 － 100 = 730
③ 870 － 32 = 838　④ 300 － 43 = 257　⑤ 360 － 74 = 286　⑥ 590 － 74 = 516
⑦ 640 － 67 = 573　⑧ 760 － 51 = 709　⑨ 240 － 18 = 222　⑩ 610 － 30 = 580

47

お金のやり取りと年齢に関する計算問題です。できるだけ、計算式も書いてみましょう。

A

定価 5400 円の腕時計が 30％引きで売られています。腕時計の値段は何円ですか？

¥

B

9 時から15 時まで働き、時給が支払われない休憩時間は1時間です。時給が 1030 円のとき、給料は何円になりますか？

¥

C

6 時から 8 時までの駐車料金は1時間 400 円、8 時から19時までは1時間 600 円です。7時から12時までの駐車料金は何円になりますか？

¥

D

消費税 10％の物の税込み価格を11 で割ると、消費税の金額になります。税込み価格 1232 円のズボンの消費税は何円になりますか？

¥

E

45 歳の A さんは、5 年後にBさんの倍の年齢になります。Bさんは現在、何歳ですか？

F

A さんの年齢の6倍がBさん、Bさんの年齢の3倍がCさんです。Bさんが 18 歳のとき、3人の年齢の合計は何歳ですか？

① 2000 ＋ 400 ＋ 80 ＋ 9 ＝ 2489
② 6000 ＋ 600 ＋ 90 ＋ 13 ＝ 6703
③ 2000 ＋ 900 ＋ 50 ＋ 11 ＝ 2961
④ 1000 ＋ 600 ＋ 140 ＋ 13 ＝ 1753
⑤ 9000 ＋ 300 ＋ 50 ＋ 9 ＝ 9359
⑥ 1000 ＋ 800 ＋ 160 ＋ 5 ＝ 1965
⑦ 3000 ＋ 700 ＋ 90 ＋ 9 ＝ 3799
⑧ 1000 ＋ 700 ＋ 100 ＋ 16 ＝ 1816
⑨ 3000 ＋ 1300 ＋ 130 ＋ 10 ＝ 4440
⑩ 2000 ＋ 700 ＋ 50 ＋ 5 ＝ 2755

時間と速度

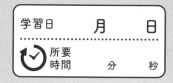

学習日　　　月　　　日

所要
時間　　　分　　　秒

時間と速度に関する計算問題です。時刻は1時、2時、3時……11時、12時と数え、12時の次は1時とします。

A

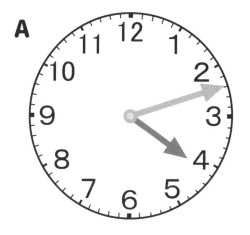

①時計の時刻は？

　　　　時　　　　　　分

②2時間15分前の時刻は？

　　　　時　　　　　　分

③1時間28分後の時刻は？

　　　　時　　　　　　分

B

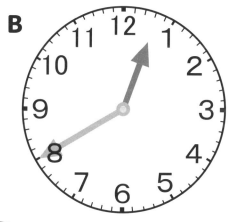

①時計の時刻は？

　　　　時　　　　　　分

②1時間36分後の時刻は？

　　　　時　　　　　　分

③2時間24分前の時刻は？

　　　　時　　　　　　分

C

時速80kmで1.5時間、時速90kmで2.5時間、時速50kmで0.5時間移動したときの総移動距離は何kmになりますか？

D

15km先に時速60kmで移動するAさんがいます。時速90kmのBさんは何分後に追いつきますか？

034日目
答え

① 529　② 725　③ 563　④ 658　⑤ 586　⑥ 630　⑦ 396　⑧ 401　⑨ 614　⑩ 610　⑪ 549　⑫ 449

037 日目

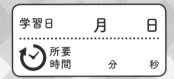

算数パズル
より大きい数値

学習日　　　月　　　日

所要時間　　　分　　　秒

文章に合わせて答えを出し、その数字の大小を比べて、まんなかにある□に不等号 > または < を書き込みましょう。

A リンゴ8つの重さの平均　　　　　　カキ7つの重さの平均

① 210g 218g 221g 208g 196g 215g 232g 204g
平均重量

② 185g 213g 234g 220g 219g 205g 208g
平均重量

B 重さで値段が違うブドウ7つの値段の平均　　重さで値段が違うパイナップル5つの値段の平均

① 480円 584円 435円 568円 580円 560円 496円
平均価格

② 574円 491円 528円 522円 540円
平均価格

C 一粒ごとに品評されたイチゴ7つの値段の平均　　一玉ごとに品評されたメロン5つの値段の平均

① 540円 864円 675円 740円 728円 580円 668円
平均価格

② 724円 653円 820円 590円 628円
平均価格

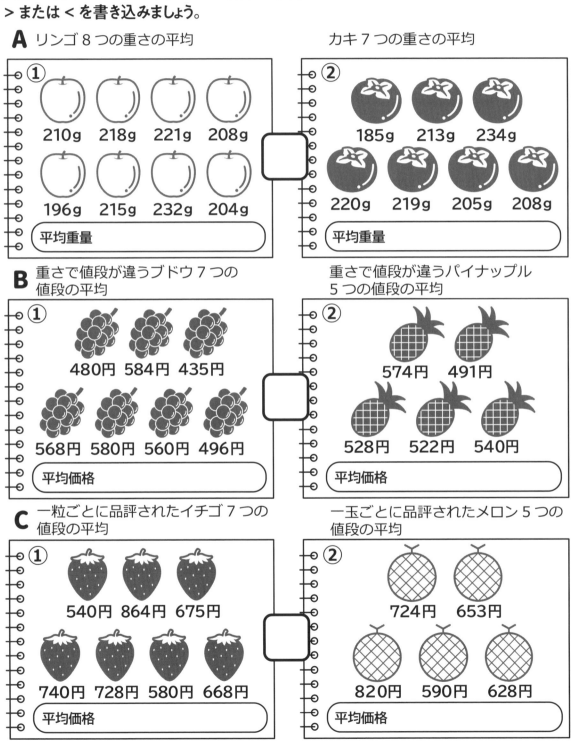

035 日目
答え

50

A 5400×(1−0.3)=5400×0.7=3780円　B 9時から15時までの6時間から休憩時間1時間を引くと5時間　1030×5=5150円　C 7時から8時まで400×1=400円　8時から12時まで600×4=2400円　合計2800円　D 1232÷11=112円　E （45歳＋5年後）÷2=25歳　25歳−5=20歳　F Aさん 18÷6=3歳　Cさん 18×3=54歳　A＋B＋C＝3＋18＋54＝75歳

算数パズル
四字熟語に数字

四字熟語に含まれている数を、すべて算用数字で書き出して、足し算をしましょう。

千客万来

三寒四温

九分九厘

十中八九

七転八倒

百戦錬磨

五臓六腑

千載一遇

□ ＋ □ ＋ □ ＋ □ ＋ □ ＋ □ ＋

□ ＋ □ ＋ □ ＋ □ ＋ □ ＋ □ ＋

□ ＋ □ ＋ □ ＋ □ ＝ □

A ①4時12分 ②1時57分 ③5時40分　　B ①12時40分 ②2時16分 ③10時16分
C　80×1.5＋90×2.5＋50×0.5＝120＋225＋25＝370km　　D　時速の差90－
60＝30　時速30kmでBさんが近づく　15÷30＝0.5時間＝30分後に追いつく

【左から掛け算】 大きい桁の数字の計算から始めましょう。

百の位の積　　十の位の積　　一の位の積
例　$652×7=(600×7)+(50×7)+(2×7)$
$=4200+350+14=4564$

百の位の積　　十の位の積　　一の位の積

① $981×7=$ □ $+$ □ $+$ □ $=$ □

② $343×4=$ □ $+$ □ $+$ □ $=$ □

③ $407×5=$ □ $+$ □ $+$ □ $=$ □

④ $871×7=$ □ $+$ □ $+$ □ $=$ □

⑤ $888×5=$ □ $+$ □ $+$ □ $=$ □

⑥ $226×7=$ □ $+$ □ $+$ □ $=$ □

⑦ $344×7=$ □ $+$ □ $+$ □ $=$ □

⑧ $827×7=$ □ $+$ □ $+$ □ $=$ □

⑨ $926×4=$ □ $+$ □ $+$ □ $=$ □

⑩ $584×6=$ □ $+$ □ $+$ □ $=$ □

037 日目 答え

A ① ＞ ②　①合計 1704÷8＝213 g　②合計 1484÷7＝212 g
B ① ＜ ②　①合計 3703÷7＝529 円　②合計 2655÷5＝531 円
C ① ＞ ②　①合計 4795÷7＝685 円　②合計 3415÷5＝683 円

52

【11×11〜19×19までの掛け算】 暗算に使える法則を覚えましょう。

（左側の数字＋右側の数字の一の位）×10 ＋ 左右の数字の一の位の積

例 $18×15=(18+5)×10+(8×5)$
$=230+40=270$

左側の数字
＋右側の数字の一の位 ／ 左右の数字の一の位の積

① $12 × 12 = \boxed{} ×10+ \boxed{} = \boxed{}$

② $19 × 13 = \boxed{} ×10+ \boxed{} = \boxed{}$

③ $12 × 14 = \boxed{} ×10+ \boxed{} = \boxed{}$

④ $19 × 15 = \boxed{} ×10+ \boxed{} = \boxed{}$

⑤ $12 × 16 = \boxed{} ×10+ \boxed{} = \boxed{}$

⑥ $19 × 17 = \boxed{} ×10+ \boxed{} = \boxed{}$

⑦ $12 × 18 = \boxed{} ×10+ \boxed{} = \boxed{}$

⑧ $19 × 19 = \boxed{} ×10+ \boxed{} = \boxed{}$

⑨ $15 × 11 = \boxed{} ×10+ \boxed{} = \boxed{}$

⑩ $17 × 12 = \boxed{} ×10+ \boxed{} = \boxed{}$

038 日目 答え

$1000＋10000＋3＋4＋9＋9＋10＋8＋9＋7＋8＋100＋5＋6＋1000＋1$
$= 12179$

【2桁×2桁の掛け算】 暗算できる数に頭の中で整理しましょう。

$$
\begin{array}{ccccc}
A\,B & C\,D & A\times C & B\times D & A\times D & B\times C \\
\downarrow\downarrow & \downarrow\downarrow
\end{array}
$$

例　$37\times54=(3\times5)\,(7\times4)+(3\times4)\times10+(7\times5)\times10$

$\qquad\qquad =1528+120+350=1998$

B×Dが1桁の場合は0を頭に置き、05、08（例）と書く

	A×C	B×D	A×D	B×C	

① $49\times41=$ ☐ ☐ ＋ ☐ ×10+ ☐ ×10 = ☐

② $83\times62=$ ☐ ☐ ＋ ☐ ×10+ ☐ ×10 = ☐

③ $47\times60=$ ☐ ☐ ＋ ☐ ×10+ ☐ ×10 = ☐

④ $85\times62=$ ☐ ☐ ＋ ☐ ×10+ ☐ ×10 = ☐

⑤ $35\times86=$ ☐ ☐ ＋ ☐ ×10+ ☐ ×10 = ☐

⑥ $79\times35=$ ☐ ☐ ＋ ☐ ×10+ ☐ ×10 = ☐

⑦ $88\times69=$ ☐ ☐ ＋ ☐ ×10+ ☐ ×10 = ☐

⑧ $73\times70=$ ☐ ☐ ＋ ☐ ×10+ ☐ ×10 = ☐

⑨ $88\times89=$ ☐ ☐ ＋ ☐ ×10+ ☐ ×10 = ☐

⑩ $65\times63=$ ☐ ☐ ＋ ☐ ×10+ ☐ ×10 = ☐

① $6300+560+7=6867$　② $1200+160+12=1372$　③ $2000+0+35=2035$
④ $5600+490+7=6097$　⑤ $4000+400+40=4440$　⑥ $1400+140+42=1582$
⑦ $2100+280+28=2408$　⑧ $5600+140+49=5789$　⑨ $3600+80+24=3704$
⑩ $3000+480+24=3504$

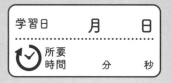

学習日　　月　　日
所要時間　　分　　秒

【約数に分けて割り算】 割る数を約数に分けて暗算しましょう。

割る数　　　18＝2×9・約数に分解　先にここを計算

例　$126 \div 18 = 126 \div (2 \times 9) = 126 \div 2 \div 9$
　　　$= 63 \div 9 = 7$

約数に分解　　　　先に計算

① $216 \div 72 = 216 \div 2 \div 4 \div 9 = \boxed{}$

② $280 \div 56 = 280 \div 2 \div 4 \div 7 = \boxed{}$

③ $168 \div 28 = 168 \div 2 \div 2 \div 7 = \boxed{}$

④ $210 \div 35 = 210 \div 5 \div 7 = \boxed{}$

⑤ $252 \div 42 = 252 \div 2 \div 3 \div 7 = \boxed{}$

⑥ $693 \div 63 = 693 \div 3 \div 3 \div 7 = \boxed{}$

⑦ $448 \div 64 = 448 \div 2 \div 4 \div 8 = \boxed{}$

⑧ $128 \div 16 = 128 \div 2 \div 8 = \boxed{}$

⑨ $168 \div 21 = 168 \div 3 \div 7 = \boxed{}$

⑩ $350 \div 50 = 350 \div 5 \div 10 = \boxed{}$

×÷の 計算が先、＋－は 後から、に注意して計算をしましょう。

① 26＋19×2 ＝

② 6×9＋36 ＝

③ 89－7×3 ＝

④ 9×11－77 ＝

⑤ 22＋5×13 ＝

⑥ 9×7＋48 ＝

⑦ 3×15－30 ＝

⑧ 8×9＋60 ＝

⑨ 15×6＋24 ＝

⑩ 81－12×6 ＝

⑪ 9×6＋35 ＝

⑫ 16×6－91 ＝

⑬ 7×9－28 ＝

⑭ 51－14×2 ＝

⑮ 7×14－34 ＝

⑯ 12＋14×3 ＝

⑰ 15×6－62 ＝

⑱ 71－5×12 ＝

⑲ 41＋6×14 ＝

⑳ 45－12×2 ＝

㉑ 86－16×5 ＝

㉒ 97－5×19 ＝

㉓ 14×4＋11 ＝

㉔ 68－7×6 ＝

041日目
答え

①16　09＋4×10＋36×10＝2009　②48　06＋16×10＋18×10＝5146　③24　00＋0×10
＋42×10＝2820　④48　10＋16×10＋30×10＝5270　⑤24　30＋18×10＋40×10＝3010
⑥21　45＋35×10＋27×10＝2765　⑦48　72＋72×10＋48×10＝6072　⑧49　00＋0×10
＋21×10＝5110　⑨64　72＋72×10＋64×10＝7832　⑩36　15＋18×10＋30×10＝4095

図形の面積の公式を学びましょう。その後に、下にある図形で灰色になっている部分の面積を答えてください。

円の面積＝半径×半径×3.14

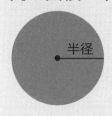

半径

3. 14 は円周率といい、円の直径に対する円周の長さの比率のことです。

「ぐるっと1周」のことを360度回るといいますね。円の中心の角度は、360度あります。そのため、扇形の中心の角度が次の場合、その比率で、面積も変わります。

中心の角度 180 度＝360 度の 1 ／ 2
中心の角度 120 度＝360 度の 1 ／ 3
中心の角度 90 度＝360 度の 1 ／ 4
中心の角度 60 度＝360 度の 1 ／ 6

計算がややこしくなるので、この問題では円周率を「3」にして、考えましょう。

円の面積＝半径 × 半径 ×3

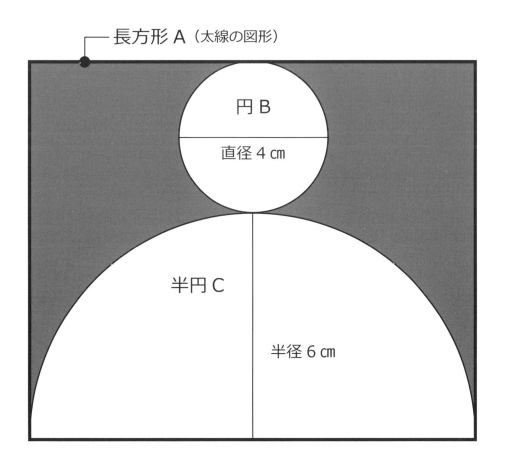

長方形 A（太線の図形）

円 B
直径 4 ㎝

半円 C

半径 6 ㎝

筆算で解いてみましょう。

例
```
    4283
×     56
―――――――
   25698
   21415
―――――――
  239848
```

①
```
    2485
×     74
―――――――
```

②
```
    3924
×     46
―――――――
```

③
```
    2786
×     16
―――――――
```

④
```
    3790
×     81
―――――――
```

⑤
```
    1620
×     76
―――――――
```

⑥
```
    6453
×     24
―――――――
```

⑦
```
    3188
×     84
―――――――
```

⑧
```
    7348
×     79
―――――――
```

式の中の（　　　）には、加減乗除＋－×÷のいずれかの符号が入ります。正しい計算が成り立つように、符号を書きましょう。

① 54＋11（　　）10＝75

② 74（　　）37＋28＝30

③ 84－11（　　）24＝49

④ 54÷6（　　）51＝60

⑤ 74－62（　　）10＝2

⑥ 47－8（　　）15＝24

⑦ 88－98（　　）14＝81

⑧ 72（　　）35－8＝29

⑨ 69÷23（　　）80＝240

⑩ 61（　　）38＋85＝184

⑪ 46－4（　　）9＝33

⑫ 33×18（　　）48＝546

⑬ 27（　　）84÷21＝31

⑭ 84（　　）74＋19＝29

⑮ 8（　　）83－73＝591

⑯ 78（　　）7－89＝457

⑰ 95（　　）84÷30＝266

⑱ 62（　　）31×41＝82

【小町算】式には1から9の数字が並び、答えは100になる美しい計算問題です。

⑲ 1＋2＋34（　　）5＋67－8＋9＝100

⑳ 1×2×3×4＋5＋6＋7（　　）8＋9＝100

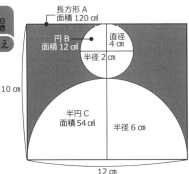

044 日目 答え

長方形A 面積120㎠
円B 面積12㎠
直径4㎝
半径2㎝
10㎝
半円C 面積54㎠
半径6㎝
12㎝

●円Bの直径を90度回転させると、半円Cの半径と一直線になる。これが長方形Aの縦の辺と同じ長さで 4＋6＝10㎝
●長方形Aの横の辺の長さ＝半円Cの直径で 6×2＝12㎝
●長方形Aの面積は 10×12＝120㎠
●円Bの半径は 4÷2＝2㎝
　円Bの面積は 2×2×3＝12㎠
●半円Cの面積は 6×6×3÷2＝54㎠

●灰色の面積＝長方形A－円B－半円C＝120－12－54 ＝54㎠

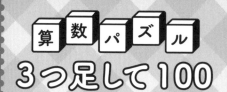
A ～ P の計算をして、答えをマスに書きましょう。16 個ある答えのうち、3 つを足した和が 100 になる組み合わせが、1 組あります。それを下に書き出しましょう。

A	B	C	D
71 − 45	13 + 34	72 ÷ 3	92 ÷ 2
= □	= □	= □	= □

E	F	G	H
84 ÷ 6	17 × 2	28 + 29	9 × 5
= □	= □	= □	= □

I	J	K	L
44 ÷ 2	80 ÷ 8	19 + 18	5 × 7
= □	= □	= □	= □

M	N	O	P
34 + 14	80 − 29	34 + 25	75 − 64
= □	= □	= □	= □

□ ＋ □ ＋ □ ＝100

① 183890　② 180504　③ 44576　④ 306990　⑤ 123120　⑥ 154872　⑦ 267792
⑧ 580492

60

算数パズル
15本の旗

学習日　　月　　日
所要時間　　分　　秒

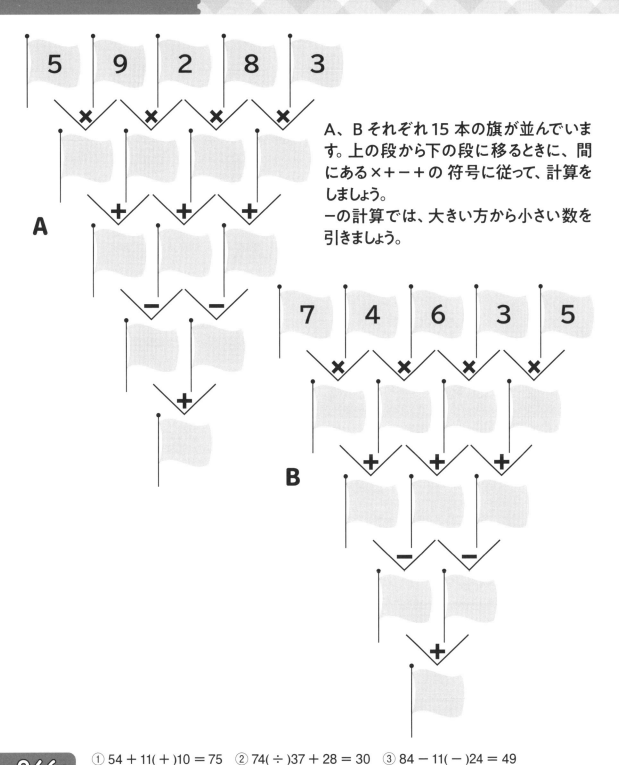

A、B それぞれ15本の旗が並んでいます。上の段から下の段に移るときに、間にある ×・＋・－・＋ の符号に従って、計算をしましょう。

－の計算では、大きい方から小さい数を引きましょう。

左の数の一の位を「0」にする【貸し借り算】をしてみましょう。

① $92 + 33 =$

② $85 + 46 =$

③ $71 + 62 =$

④ $89 + 83 =$

⑤ $76 + 14 =$

⑥ $75 + 66 =$

⑦ $77 + 44 =$

⑧ $18 + 42 =$

⑨ $27 + 72 =$

⑩ $22 + 96 =$

⑪ $73 + 74 =$

⑫ $92 + 37 =$

⑬ $67 + 52 =$

⑭ $47 + 49 =$

⑮ $73 + 64 =$

⑯ $72 + 55 =$

⑰ $72 + 17 =$

⑱ $71 + 67 =$

⑲ $61 + 67 =$

⑳ $42 + 56 =$

㉑ $28 + 53 =$

㉒ $57 + 28 =$

㉓ $91 + 94 =$

㉔ $22 + 46 =$

047 日目
答え

A 26　B 47　C 24　D 46　E 14　F 34　G 57　H 45　I 22　J 10　K 37　L 35
M 48　N 51　O 59　P 11
E 14 ＋ L 35 ＋ N 51 ＝ 100

左の数の一の位を「0」にする【貸し借り算】をしてみましょう。

① 436＋45 =

② 842＋69 =

③ 786＋53 =

④ 966＋82 =

⑤ 322＋22 =

⑥ 918＋18 =

⑦ 489＋33 =

⑧ 876＋59 =

⑨ 478＋55 =

⑩ 509＋73 =

⑪ 554＋97 =

⑫ 398＋94 =

⑬ 615＋89 =

⑭ 805＋51 =

⑮ 627＋59 =

⑯ 768＋59 =

⑰ 742＋85 =

⑱ 435＋94 =

⑲ 122＋68 =

⑳ 571＋42 =

㉑ 687＋42 =

048 日目 答え

```
  5   9   2   8   3          7   4   6   3   5
   ×   ×   ×   ×              ×   ×   ×   ×
  45  18  16  24            28  24  18  15
    +   +   +                  +   +   +
A  63  34  40            B  52  42  33
     -   -                     -   -
    29   6                    10   9
      +                         +
     35                        19
```

引き算 2桁−2桁

左の数の一の位を「0」にする【貸し借り算】をしてみましょう。

① $56 - 27 =$ 　　　　⑬ $75 - 43 =$

② $44 - 19 =$ 　　　　⑭ $49 - 34 =$

③ $93 - 87 =$ 　　　　⑮ $74 - 44 =$

④ $85 - 35 =$ 　　　　⑯ $81 - 51 =$

⑤ $77 - 42 =$ 　　　　⑰ $91 - 77 =$

⑥ $95 - 86 =$ 　　　　⑱ $83 - 56 =$

⑦ $67 - 31 =$ 　　　　⑲ $48 - 29 =$

⑧ $85 - 29 =$ 　　　　⑳ $86 - 47 =$

⑨ $85 - 69 =$ 　　　　㉑ $42 - 28 =$

⑩ $95 - 63 =$ 　　　　㉒ $69 - 57 =$

⑪ $83 - 21 =$ 　　　　㉓ $73 - 21 =$

⑫ $65 - 19 =$ 　　　　㉔ $89 - 33 =$

049 日目
答え

① 125　② 131　③ 133　④ 172　⑤ 90　⑥ 141　⑦ 121　⑧ 60　⑨ 99　⑩ 118
⑪ 147　⑫ 129　⑬ 119　⑭ 96　⑮ 137　⑯ 127　⑰ 89　⑱ 138　⑲ 128　⑳ 98
㉑ 81　㉒ 85　㉓ 185　㉔ 68

学習日　　月　　日
所要
時間　　分　　秒

左の数の一の位を「0」にする【貸し借り算】をしてみましょう。

① 672 － 14 =

② 214 － 28 =

③ 436 － 31 =

④ 542 － 84 =

⑤ 881 － 74 =

⑥ 768 － 79 =

⑦ 582 － 35 =

⑧ 164 － 56 =

⑨ 892 － 87 =

⑩ 404 － 25 =

⑪ 416 － 48 =

⑫ 725 － 73 =

⑬ 304 － 89 =

⑭ 205 － 77 =

⑮ 177 － 57 =

⑯ 402 － 58 =

⑰ 563 － 77 =

⑱ 426 － 13 =

⑲ 854 － 97 =

⑳ 146 － 32 =

㉑ 238 － 59 =

㉒ 848 － 29 =

㉓ 669 － 72 =

㉔ 158 － 35 =

050 日目
答え

① 481　② 911　③ 839　④ 1048　⑤ 344　⑥ 936　⑦ 522　⑧ 935　⑨ 533
⑩ 582　⑪ 651　⑫ 492　⑬ 704　⑭ 856　⑮ 686　⑯ 827　⑰ 827　⑱ 529
⑲ 190　⑳ 613　㉑ 729

大きい桁の数字同士の計算から始める【左から足し算】をしましょう。

① $1691+308=$ ☐

② $3028+494=$ ☐

③ $5892+389=$ ☐

④ $5103+502=$ ☐

⑤ $6182+333=$ ☐

⑥ $6677+145=$ ☐

⑦ $8732+532=$ ☐

⑧ $2566+570=$ ☐

⑨ $3306+165=$ ☐

⑩ $1539+138=$ ☐

⑪ $4532+551=$ ☐

⑫ $3021+470=$ ☐

⑬ $8422+452=$ ☐

⑭ $2773+718=$ ☐

⑮ $8433+142=$ ☐

⑯ $3557+442=$ ☐

⑰ $6303+265=$ ☐

⑱ $5433+338=$ ☐

⑲ $1864+133=$ ☐

⑳ $3465+665=$ ☐

㉑ $4854+204=$ ☐

㉒ $3291+396=$ ☐

㉓ $5820+698=$ ☐

㉔ $1555+304=$ ☐

並んだ 10 の数字を、間違いなく速く足し算しましょう。

① $24+56+51+29+65+30+41+37+21+6=$

② $22+23+9+19+12+2+6+14+55+20=$

③ $99+73+72+28+21+36+46+59+16+35=$

④ $43+28+17+30+86+53+81+98+39+68=$

⑤ $39+96+36+8+19+78+64+34+81+32=$

⑥ $80+56+55+20+10+13+26+50+89+77=$

⑦ $22+81+93+79+80+98+3+11+88+87=$

⑧ $24+14+67+94+91+32+51+78+86+96=$

⑨ $82+72+26+9+97+21+43+51+5+15=$

⑩ $55+17+46+48+50+34+20+88+92+92=$

⑪ $65+41+93+79+30+15+68+45+8+50=$

⑫ $93+17+44+79+87+95+24+6+91+98=$

① 658　② 186　③ 405　④ 458　⑤ 807　⑥ 689　⑦ 547　⑧ 108　⑨ 805
⑩ 379　⑪ 368　⑫ 652　⑬ 215　⑭ 128　⑮ 120　⑯ 344　⑰ 486　⑱ 413　⑲ 757
⑳ 114　㉑ 179　㉒ 819　㉓ 597　㉔ 123

お金・年齢の計算

お金のやり取りと年齢に関する計算問題です。できるだけ、計算式も書いてみましょう。

 A

定価 4900 円のカバンが 15%引きで売られています。カバンの値段は何円ですか？

 ¥

 B

2700 円で仕入れた品物に利益を 8%加えて売ると、値段は何円になりますか？

 ¥

 C

40 cm の値段が 880 円のリボンを、80 cm 買ったときの値段は何円になりますか？

 ¥

 D

消費税 10%の物は、本体価格に 1.1 を掛けると、消費税込みの価格になります。本体価格 840 円のTシャツの税込み価格は何円になりますか？

 ¥

 E

1 個 40 円の貝を 200 個買うと、4 割引きになります。200 個の割引後の値段は何円になりますか？

 ¥

 F

A さんの年齢の 3 倍が B さん、B さんの年齢の 2 倍が C さんです。B さんが 24 歳のとき、3 人の年齢の合計は何歳ですか？

 053 日目 答え

① 1999　② 3522　③ 6281　④ 5605　⑤ 6515　⑥ 6822　⑦ 9264　⑧ 3136
⑨ 3471　⑩ 1677　⑪ 5083　⑫ 3491　⑬ 8874　⑭ 3491　⑮ 8575　⑯ 3999
⑰ 6568　⑱ 5771　⑲ 1997　⑳ 4130　㉑ 5058　㉒ 3687　㉓ 6518　㉔ 1859

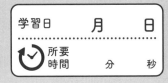
時間と速度に関する計算問題です。時刻は1時、2時、3時……11時、12時と数え、12時の次は1時とします。

A

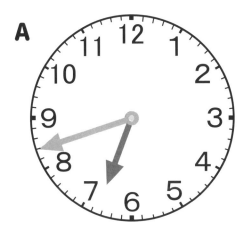

①時計の時刻は？

　　　　時　　　　分

②46分前の時刻は？

　　　　時　　　　分

③2時間32分後の時刻は？

　　　　時　　　　分

B

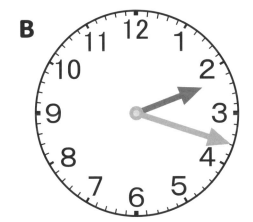

①時計の時刻は？

　　　　時　　　　分

②1時間34分後の時刻は？

　　　　時　　　　分

③36分前の時刻は？

　　　　時　　　　分

時速64kmで、80km移動します。移動時間は何分になりますか？

20分後に21km先に到着する必要があります。時速何kmで移動する必要がありますか？

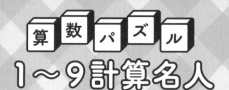
①〜⑥で、□に並ぶ数は、タテの列、ヨコの行の3つの数字を足した「和」です。
条件を満たすように、1〜9を書き込みましょう。それぞれの数字は1回ずつ使うことと
します。

①

4			14
	2		15
		3	16
19	9	17	＋

②

		7	12
	1		10
8			23
15	9	21	＋

③

		9	21
	2		12
5			12
16	7	22	＋

④

7			20
	5		12
		3	13
15	22	8	＋

⑤

3			13
	2		14
		6	18
14	8	23	＋

⑥

		3	18
	9		14
5			13
17	18	10	＋

A　4900×(1−0.15)＝4900×0.85＝4165円　　　B　2700×(1＋0.08)＝2700×1.08＝
2916円　C　880÷40＝22円が1cmの値段　22×80＝1760円　D　840×1.1＝924円
E　40×200＝8000円が割引前の値段　8000×(1−0.4)＝8000×0.6＝4800円
F　Aさん　24÷3＝8歳　Cさん　24×2＝48歳　A＋B＋C＝8＋24＋48＝80歳

漢数字を算用数字に置き換えて、計算をしましょう。

① 五 拾 九 － 四 拾 五 ＝ 　　　－　　　 ＝ □

② 六 拾 六 × 拾 五 ＝ 　　　×　　　 ＝ □

③ 九 拾 八 ÷ 七 ＝ 　　　÷　　　 ＝ □

④ 参 拾 六 ÷ 四 ＝ 　　　÷　　　 ＝ □

⑤ 七 拾 壱 ＋ 六 拾 五 ＝ 　　　＋　　　 ＝ □

⑥ 四 拾 七 － 参 拾 五 ＝ 　　　－　　　 ＝ □

⑦ 拾 参 ＋ 五 拾 四 ＝ 　　　＋　　　 ＝ □

⑧ 七 拾 弐 × 参 拾 ＝ 　　　×　　　 ＝ □

⑨ 六 拾 四 ÷ 四 ＝ 　　　÷　　　 ＝ □

⑩ 七 拾 七 ＋ 九 拾 七 ＝ 　　　＋　　　 ＝ □

⑪ 四 拾 八 ＋ 八 拾 八 ＝ 　　　＋　　　 ＝ □

⑫ 弐 拾 七 ÷ 九 ＝ 　　　÷　　　 ＝ □

⑬ 四 拾 壱 － 参 拾 六 ＝ 　　　－　　　 ＝ □

⑭ 八 拾 九 × 拾 四 ＝ 　　　×　　　 ＝ □

⑮ 弐 拾 四 ÷ 参 ＝ 　　　÷　　　 ＝ □

056 日目 答え

A　①6時42分　②5時56分　③9時14分　　B　①2時18分　②3時52分　③1時42分
C　距離80km÷時速64km＝1.25時間が移動時間でこの単位を分に置き換える　60分×
1.25＝75分　　D　60分÷20分＝3　21km×3＝63kmが時速

大きい桁の数字の計算から始める【左から掛け算】をしましょう。

① $513 \times 2 =$ 　　　　　⑬ $496 \times 3 =$

② $877 \times 9 =$ 　　　　　⑭ $662 \times 6 =$

③ $746 \times 3 =$ 　　　　　⑮ $686 \times 6 =$

④ $912 \times 5 =$ 　　　　　⑯ $965 \times 7 =$

⑤ $914 \times 9 =$ 　　　　　⑰ $259 \times 8 =$

⑥ $361 \times 7 =$ 　　　　　⑱ $545 \times 3 =$

⑦ $517 \times 7 =$ 　　　　　⑲ $282 \times 4 =$

⑧ $928 \times 3 =$ 　　　　　⑳ $773 \times 4 =$

⑨ $844 \times 6 =$ 　　　　　㉑ $746 \times 5 =$

⑩ $457 \times 6 =$ 　　　　　㉒ $847 \times 4 =$

⑪ $899 \times 5 =$ 　　　　　㉓ $312 \times 7 =$

⑫ $341 \times 3 =$ 　　　　　㉔ $767 \times 3 =$

①	4	1	9	②	3	2	7	③	8	4	9	④	7	9	4	⑤ 3 1 9	⑥ 8 7 3
	8	2	5		4	1	5		3	2	7		6	5	1	4 2 8	4 9 1
	7	6	3		8	6	9		5	1	6		2	8	3	7 5 6	5 2 6

【11×11～19×19までの掛け算】の法則を使って暗算しましょう。

① 15 × 13 ＝

② 17 × 14 ＝

③ 15 × 15 ＝

④ 17 × 16 ＝

⑤ 15 × 17 ＝

⑥ 17 × 18 ＝

⑦ 15 × 19 ＝

⑧ 18 × 11 ＝

⑨ 15 × 12 ＝

⑩ 18 × 13 ＝

⑪ 15 × 14 ＝

⑫ 18 × 15 ＝

⑬ 15 × 16 ＝

⑭ 18 × 17 ＝

⑮ 15 × 18 ＝

⑯ 18 × 19 ＝

⑰ 12 × 11 ＝

⑱ 19 × 12 ＝

⑲ 12 × 13 ＝

⑳ 19 × 14 ＝

㉑ 12 × 16 ＝

㉒ 19 × 16 ＝

㉓ 12 × 17 ＝

㉔ 19 × 18 ＝

① 59 − 45 ＝ 14　② 66 × 15 ＝ 990　③ 98 ÷ 7 ＝ 14　④ 36 ÷ 4 ＝ 9　⑤ 71 ＋ 65 ＝ 136
⑥ 47 − 35 ＝ 12　⑦ 13 ＋ 54 ＝ 67　⑧ 72 × 30 ＝ 2160　⑨ 64 ÷ 4 ＝ 16　⑩ 77 ＋ 97 ＝ 174
⑪ 48 ＋ 88 ＝ 136　⑫ 27 ÷ 9 ＝ 3　⑬ 41 − 36 ＝ 5　⑭ 89 × 14 ＝ 1246　⑮ 24 ÷ 3 ＝ 8

061 日目 掛け算 2桁×2桁

【2桁×2桁の掛け算】のコツを使って解いてみましょう。

① 97 × 65 =

② 96 × 60 =

③ 89 × 88 =

④ 46 × 53 =

⑤ 68 × 24 =

⑥ 30 × 15 =

⑦ 88 × 54 =

⑧ 97 × 66 =

⑨ 14 × 38 =

⑩ 73 × 53 =

⑪ 57 × 35 =

⑫ 43 × 40 =

⑬ 57 × 42 =

⑭ 81 × 66 =

⑮ 78 × 42 =

⑯ 63 × 13 =

⑰ 16 × 41 =

⑱ 94 × 23 =

⑲ 25 × 61 =

⑳ 84 × 95 =

㉑ 68 × 65 =

㉒ 61 × 86 =

㉓ 89 × 49 =

㉔ 72 × 84 =

059 日目 答え
① 1026 ② 7893 ③ 2238 ④ 4560 ⑤ 8226 ⑥ 2527 ⑦ 3619 ⑧ 2784
⑨ 5064 ⑩ 2742 ⑪ 4495 ⑫ 1023 ⑬ 1488 ⑭ 3972 ⑮ 4116 ⑯ 6755
⑰ 2072 ⑱ 1635 ⑲ 1128 ⑳ 3092 ㉑ 3730 ㉒ 3388 ㉓ 2184 ㉔ 2301

学習日　　　月　　　日

所要時間　　　分　　　秒

割る数を約数に分けて、分けた約数で順に割りましょう。

① $224 \div 32 =$

② $128 \div 64 =$

③ $243 \div 81 =$

④ $164 \div 41 =$

⑤ $112 \div 28 =$

⑥ $168 \div 56 =$

⑦ $558 \div 62 =$

⑧ $110 \div 22 =$

⑨ $125 \div 25 =$

⑩ $104 \div 26 =$

⑪ $168 \div 28 =$

⑫ $102 \div 34 =$

⑬ $230 \div 46 =$

⑭ $150 \div 75 =$

⑮ $162 \div 18 =$

⑯ $336 \div 42 =$

⑰ $252 \div 28 =$

⑱ $138 \div 46 =$

⑲ $144 \div 72 =$

⑳ $176 \div 22 =$

㉑ $175 \div 35 =$

㉒ $288 \div 48 =$

㉓ $441 \div 63 =$

㉔ $486 \div 81 =$

060 日目 答え
① 195　② 238　③ 225　④ 272　⑤ 255　⑥ 306　⑦ 285　⑧ 198　⑨ 180　⑩ 234
⑪ 210　⑫ 270　⑬ 240　⑭ 306　⑮ 270　⑯ 342　⑰ 132　⑱ 228　⑲ 156　⑳ 266
㉑ 192　㉒ 304　㉓ 204　㉔ 342

×÷の 計算が先、+− は 後から、に注意して計算をしましょう。

① $87 + 6 \times 14 =$ 　　　　⑬ $99 - 17 \times 5 =$

② $5 \times 16 + 28 =$ 　　　　⑭ $4 \times 19 - 48 =$

③ $73 - 14 \times 4 =$ 　　　　⑮ $92 - 5 \times 8 =$

④ $8 \times 6 + 12 =$ 　　　　⑯ $7 \times 12 - 13 =$

⑤ $9 \times 11 - 68 =$ 　　　　⑰ $29 + 10 \times 2 =$

⑥ $93 - 18 \times 2 =$ 　　　　⑱ $4 \times 5 + 20 =$

⑦ $3 \times 6 + 15 =$ 　　　　⑲ $75 - 6 \times 6 =$

⑧ $4 \times 19 + 45 =$ 　　　　⑳ $3 \times 18 - 43 =$

⑨ $68 - 6 \times 8 =$ 　　　　㉑ $8 \times 5 - 19 =$

⑩ $52 + 11 \times 7 =$ 　　　　㉒ $87 + 15 \times 2 =$

⑪ $4 \times 18 - 72 =$ 　　　　㉓ $4 \times 13 - 44 =$

⑫ $24 \times 4 + 57 =$ 　　　　㉔ $61 - 16 \times 3 =$

061 日目
答え

① 6305　② 5760　③ 7832　④ 2438　⑤ 1632　⑥ 450　⑦ 4752　⑧ 6402　⑨ 532
⑩ 3869　⑪ 1995　⑫ 1720　⑬ 2394　⑭ 5346　⑮ 3276　⑯ 819　⑰ 656　⑱ 2162
⑲ 1525　⑳ 7980　㉑ 4420　㉒ 5246　㉓ 4361　㉔ 6048

76

064 日目 　面積の計算

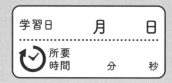

図形の面積の公式を学びましょう。その後に、下にある図形で灰色になっている部分の面積を答えてください。

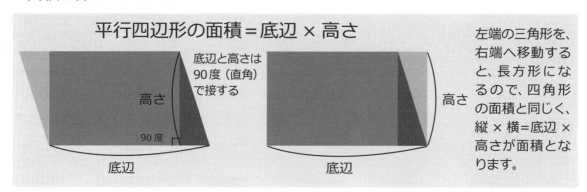

平行四辺形の面積＝底辺 × 高さ

高さ

底辺と高さは
90度（直角）
で接する

90度

底辺

高さ

底辺

左端の三角形を、右端へ移動すると、長方形になるので、四角形の面積と同じく、縦 × 横＝底辺 × 高さが面積となります。

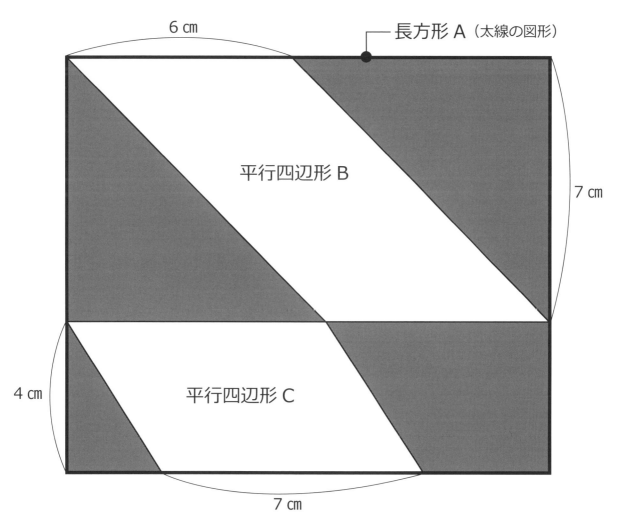

6 ㎝

長方形 A（太線の図形）

平行四辺形 B

7 ㎝

平行四辺形 C

4 ㎝

7 ㎝

学習日　　月　　日
所要
時間　　分　　秒

筆算で解いてみましょう。

① 　1225
　＋7182

② 　2573
　＋3508

③ 　7847
　＋1333

④ 　3710
　＋5108

⑤ 　3509
　＋1743

⑥ 　6342
　＋3282

⑦ 　2157
　＋1228

⑧ 　3567
　＋3477

⑨ 　6997
　＋1013

⑩ 　7271
　＋2538

⑪ 　6634
　＋3226

⑫ 　1592
　＋7411

①171　②108　③17　④60　⑤31　⑥57　⑦33　⑧121　⑨20　⑩129　⑪0　⑫153
⑬14　⑭28　⑮52　⑯71　⑰49　⑱40　⑲39　⑳11　㉑21　㉒117　㉓8　㉔13

筆算で解いてみましょう。

① $\begin{array}{r} 7227 \\ -1766 \\ \hline \end{array}$

② $\begin{array}{r} 8008 \\ -6880 \\ \hline \end{array}$

③ $\begin{array}{r} 7220 \\ -4885 \\ \hline \end{array}$

④ $\begin{array}{r} 6088 \\ -1570 \\ \hline \end{array}$

⑤ $\begin{array}{r} 9185 \\ -1947 \\ \hline \end{array}$

⑥ $\begin{array}{r} 9378 \\ -7448 \\ \hline \end{array}$

⑦ $\begin{array}{r} 7227 \\ -5961 \\ \hline \end{array}$

⑧ $\begin{array}{r} 2359 \\ -1433 \\ \hline \end{array}$

⑨ $\begin{array}{r} 8652 \\ -3246 \\ \hline \end{array}$

064日目 答え

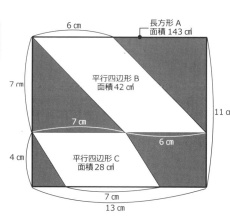

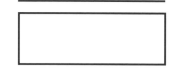

●平行四辺形Bと平行四辺形Cが接している所で、辺が一直線に並んでいる。これは長方形Aの横の辺と同じ長さで 6＋7＝13cm
●長方形Aの縦の辺の長さは 7＋4＝11cm
●長方形Aの面積は 11×13＝143cm²
●平行四辺形Bの面積は 6×7＝42cm²
●平行四辺形Cの面積は 7×4＝28cm²

●灰色の面積＝長方形A－平行四辺形B－平行四辺形C
＝143－42－28＝73cm²

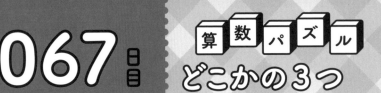
A～Dで、４つの数字のグループが3組ずつ並んでいます。その中に、**例** のように、3つを足した和が左端の大きな字の数字になる組み合わせが、1か所あります。それぞれ、どこでしょう。

例　266

| 84 | 94 | **85** | **86** | 85 | 89 |
| 89 | 84 | 96 | **95** | 81 | 90 |

A　119

| 50 | 54 | 42 | 51 | 39 | 36 |
| 33 | 31 | 51 | 36 | 32 | 48 |

B　180

| 48 | 52 | 48 | 62 | 76 | 46 |
| 79 | 65 | 67 | 75 | 47 | 58 |

C　263

| 84 | 76 | 90 | 92 | 84 | 81 |
| 92 | 93 | 87 | 83 | 98 | 82 |

D　109

| 37 | 52 | 33 | 34 | 48 | 30 |
| 36 | 30 | 42 | 37 | 32 | 42 |

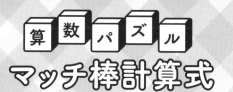

算 数 パ ズ ル
マッチ棒計算式

学習日　　　月　　　日

所要
時間　　　分　　　秒

マッチ棒で計算式を作りましたが、間違っています。ここから1本だけを動かして、正しい計算にしてください。数字の形は、下記に合わせてください。

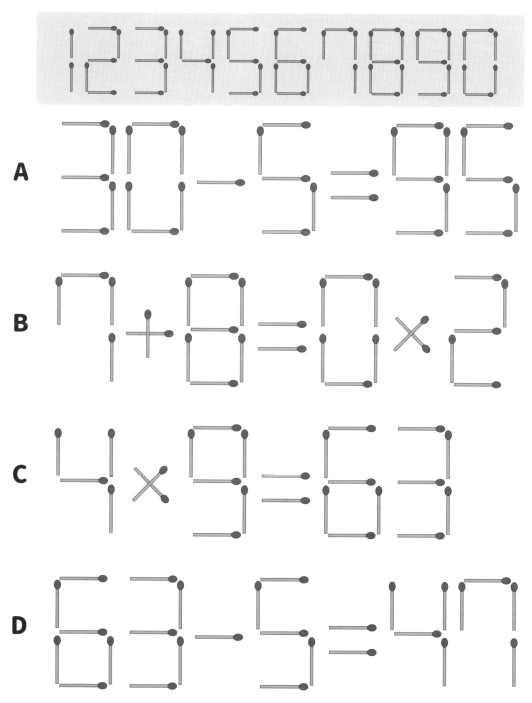

A　30−5＝95

B　7＋8＝0×2

C　4×9＝63

D　63−5＝47

① 5461　② 1128　③ 2335　④ 4518　⑤ 7238　⑥ 1930　⑦ 1266　⑧ 926
⑨ 5406

81

左の数の一の位を「0」にする【貸し借り算】をしてみましょう。

① 59＋33 = 　　　　　⑬ 11＋43 =

② 76＋49 = 　　　　　⑭ 45＋48 =

③ 87＋54 = 　　　　　⑮ 21＋63 =

④ 25＋68 = 　　　　　⑯ 48＋63 =

⑤ 63＋39 = 　　　　　⑰ 81＋93 =

⑥ 28＋58 = 　　　　　⑱ 99＋39 =

⑦ 83＋47 = 　　　　　⑲ 71＋66 =

⑧ 81＋57 = 　　　　　⑳ 78＋28 =

⑨ 41＋83 = 　　　　　㉑ 28＋73 =

⑩ 73＋94 = 　　　　　㉒ 71＋58 =

⑪ 43＋41 = 　　　　　㉓ 96＋58 =

⑫ 37＋85 = 　　　　　㉔ 98＋93 =

A　39　36　32　48
B　76　46　47　58
C　84　81　98　82
D　33　34　42　37

学習日　　月　　日

所要
時間　　分　　秒

左の数の一の位を「0」にする【貸し借り算】をしてみましょう。

① 642+85＝

② 918+83＝

③ 675+78＝

④ 542+56＝

⑤ 604+58＝

⑥ 823+43＝

⑦ 934+98＝

⑧ 619+22＝

⑨ 197+32＝

⑩ 686+35＝

⑪ 984+66＝

⑫ 405+97＝

⑬ 948+18＝

⑭ 554+77＝

⑮ 877+24＝

⑯ 999+68＝

⑰ 911+28＝

⑱ 514+33＝

⑲ 366+75＝

⑳ 919+14＝

㉑ 878+84＝

㉒ 869+72＝

㉓ 792+11＝

㉔ 191+51＝

068日目
答え

A 30+5=35　　B 7+9=8×2　　C 7×9=63　　D 53-6=47

30+5=35　　7+8=8×2　　9×9=63　　63-6=47

引き算 2桁－2桁

左の数の一の位を「0」にする【貸し借り算】をしてみましょう。

① 88 － 37 ＝ ☐

② 75 － 36 ＝ ☐

③ 51 － 22 ＝ ☐

④ 73 － 36 ＝ ☐

⑤ 49 － 32 ＝ ☐

⑥ 78 － 14 ＝ ☐

⑦ 93 － 69 ＝ ☐

⑧ 71 － 52 ＝ ☐

⑨ 35 － 21 ＝ ☐

⑩ 52 － 36 ＝ ☐

⑪ 82 － 71 ＝ ☐

⑫ 85 － 33 ＝ ☐

⑬ 87 － 74 ＝ ☐

⑭ 53 － 27 ＝ ☐

⑮ 97 － 44 ＝ ☐

⑯ 96 － 15 ＝ ☐

⑰ 56 － 17 ＝ ☐

⑱ 94 － 26 ＝ ☐

⑲ 51 － 32 ＝ ☐

⑳ 61 － 52 ＝ ☐

㉑ 99 － 34 ＝ ☐

㉒ 32 － 26 ＝ ☐

㉓ 95 － 77 ＝ ☐

㉔ 41 － 13 ＝ ☐

069 日目
答え

① 92　② 125　③ 141　④ 93　⑤ 102　⑥ 86　⑦ 130　⑧ 138　⑨ 124　⑩ 167
⑪ 84　⑫ 122　⑬ 54　⑭ 93　⑮ 84　⑯ 111　⑰ 174　⑱ 138　⑲ 137　⑳ 106
㉑ 101　㉒ 129　㉓ 154　㉔ 191

84

学習日　　月　　日

所要
時間　　分　　秒

左の数の一の位を「0」にする【貸し借り算】をしてみましょう。

① $159 - 33 =$

② $526 - 97 =$

③ $564 - 56 =$

④ $374 - 69 =$

⑤ $518 - 85 =$

⑥ $647 - 58 =$

⑦ $773 - 59 =$

⑧ $895 - 48 =$

⑨ $429 - 87 =$

⑩ $412 - 25 =$

⑪ $503 - 79 =$

⑫ $533 - 74 =$

⑬ $967 - 79 =$

⑭ $365 - 83 =$

⑮ $169 - 92 =$

⑯ $294 - 27 =$

⑰ $934 - 88 =$

⑱ $411 - 81 =$

⑲ $535 - 77 =$

⑳ $215 - 21 =$

㉑ $158 - 99 =$

㉒ $415 - 72 =$

㉓ $903 - 47 =$

㉔ $384 - 96 =$

070 日目
答え

① 727　② 1001　③ 753　④ 598　⑤ 662　⑥ 866　⑦ 1032　⑧ 641　⑨ 229
⑩ 721　⑪ 1050　⑫ 502　⑬ 966　⑭ 631　⑮ 901　⑯ 1067　⑰ 939　⑱ 547
⑲ 441　⑳ 933　㉑ 962　㉒ 941　㉓ 803　㉔ 242

大きい桁の数字同士の計算から始める【左から足し算】をしましょう。

① 5401＋167 ＝

② 1272＋213 ＝

③ 2114＋729 ＝

④ 3727＋562 ＝

⑤ 8799＋801 ＝

⑥ 9093＋324 ＝

⑦ 2514＋393 ＝

⑧ 2383＋741 ＝

⑨ 1264＋398 ＝

⑩ 1389＋231 ＝

⑪ 1675＋390 ＝

⑫ 1402＋544 ＝

⑬ 9004＋763 ＝

⑭ 2729＋498 ＝

⑮ 7398＋179 ＝

⑯ 1179＋220 ＝

⑰ 9306＋287 ＝

⑱ 2487＋159 ＝

⑲ 8043＋532 ＝

⑳ 8246＋138 ＝

㉑ 5232＋293 ＝

㉒ 6378＋106 ＝

㉓ 2943＋621 ＝

㉔ 7059＋499 ＝

並んだ10の数字を、間違いなく速く足し算しましょう。

① 68+16+73+39+56+79+68+60+21+38 =

② 58+3+69+54+19+47+20+85+76+54 =

③ 50+20+78+59+33+9+17+79+12+36 =

④ 10+53+98+94+45+43+18+66+26+15 =

⑤ 49+73+39+12+73+69+59+16+37+56 =

⑥ 79+36+19+73+57+48+72+52+28+60 =

⑦ 58+22+35+89+72+51+20+36+51+71 =

⑧ 95+42+75+60+24+58+56+92+91+48 =

⑨ 57+62+46+39+46+77+9+68+98+43 =

⑩ 67+11+6+85+93+69+79+53+5+24 =

⑪ 57+4+20+35+16+23+36+3+83+12 =

⑫ 12+61+35+16+90+28+87+75+91+49 =

072日目
答え

① 126　② 429　③ 508　④ 305　⑤ 433　⑥ 589　⑦ 714　⑧ 847　⑨ 342　⑩ 387
⑪ 424　⑫ 459　⑬ 888　⑭ 282　⑮ 77　⑯ 267　⑰ 846　⑱ 330　⑲ 458　⑳ 194
㉑ 59　㉒ 343　㉓ 856　㉔ 288

お金のやり取りと年齢に関する計算問題です。できるだけ、計算式も書いてみましょう。

A 15 時から23 時まで働き、21 時から24 時の時給は2 割増しです。基本時給が1080 円のとき、給料は何円になりますか？

 ¥

B 1600 円で仕入れた品物に利益を25％加えて売ると、値段は何円になりますか？

 ¥

C 600gの値段が1200 円のコーヒー豆を、1500g買ったときの値段は何円になりますか？

 ¥

D 4 時から7 時までの駐車料金は1 時間150 円、7 時から20 時までは1 時間800 円です。6 時から13 時までの駐車料金は何円になりますか？

 ¥

E 30 歳のA さんは、6 年後にB さんの半分の年齢になります。B さんは現在、何歳ですか？

F A さんの48 歳年上がB さん、Cさんは古希を迎えました。B さんが60 歳のとき、3 人の年齢の合計は何歳ですか？

073 日目 答え

① 5568　② 1485　③ 2843　④ 4289　⑤ 9600　⑥ 9417　⑦ 2907　⑧ 3124
⑨ 1662　⑩ 1620　⑪ 2065　⑫ 1946　⑬ 9767　⑭ 3227　⑮ 7577　⑯ 1399
⑰ 9593　⑱ 2646　⑲ 8575　⑳ 8384　㉑ 5525　㉒ 6484　㉓ 3564　㉔ 7558

88

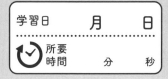
時間と速度に関する計算問題です。時刻は1時、2時、3時……11時、12時と数え、12時の次は1時とします。

A

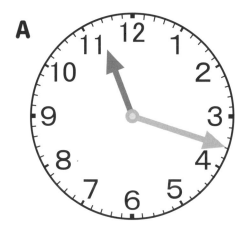

①時計の時刻は？

　　　　　　　時　　　　　　　分

②3時間18分前の時刻は？

　　　　　　　時　　　　　　　分

③1時間21分後の時刻は？

　　　　　　　時　　　　　　　分

B

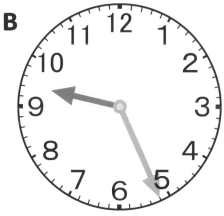

①時計の時刻は？

　　　　　　　時　　　　　　　分

②45分後の時刻は？

　　　　　　　時　　　　　　　分

③1時間30分前の時刻は？

　　　　　　　時　　　　　　　分

 C

時速45kmで90km、時速60kmで120km、時速30kmで45km移動したときの総所要時間は何時間になりますか？

 D

100km先に時速45kmで移動するAさんがいます。時速65kmのBさんは何時間後に追いつきますか？

文章に合わせて答えを出し、その数字の大小を比べて、まんなかにある□に不等号
> または < を書き込みましょう。

A 硬貨とお札を数えましょう。合計金額が大きいのはどちら？

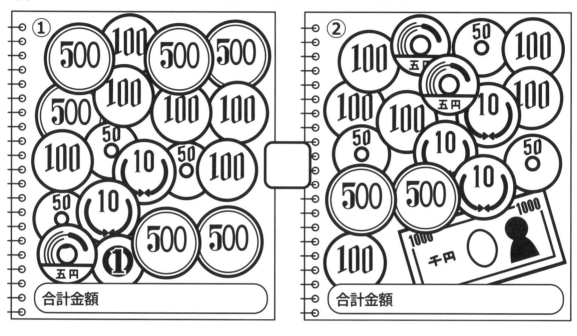

B 硬貨とお札を数えましょう。合計金額が大きいのはどちら？

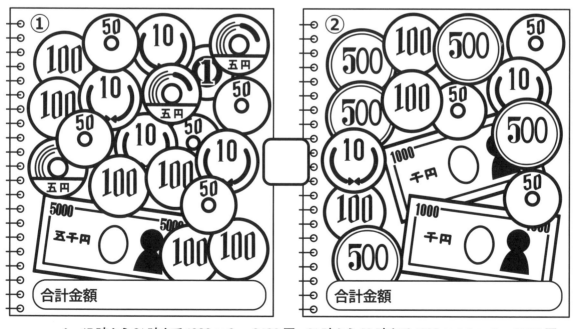

A　15時から21時まで 1080 × 6 ＝ 6480円　21時から23時まで 1080 × 1.2 × 2 ＝ 2592円
合計 9072円　　B　1600 ×（1 ＋ 0.25）＝ 1600 × 1.25 ＝ 2000円　　C　1200 ÷ 600 ＝ 2円
が 1 g の値段　2 × 1500 ＝ 3000円　　D　6時から7時まで 150 × 1 ＝ 150円　7時から13時
まで 800 × 6 ＝ 4800円　合計 4950円　　E　（30歳 ＋ 6年後）× 2 ＝ 72歳　72歳 － 6 ＝ 66歳
F　A さん　60 － 48 ＝ 12歳　C さん　古希 ＝ 70歳　A ＋ B ＋ C ＝ 12 ＋ 60 ＋ 70 ＝ 142歳

四字熟語に含まれている数を、すべて算用数字で書き出して、足し算をしましょう。

| 一期一会 | 二人三脚 | 十人十色 | 千差万別 |

| 百発百中 | 三者三様 | 遮二無二 | 一攫千金 |

□ ＋ □ ＋ □ ＋ □ ＋ □ ＋ □ ＋

□ ＋ □ ＋ □ ＋ □ ＋ □ ＋ □ ＋

□ ＋ □ ＋ □ ＋ □ ＝ □

076日目 答え

A　①11時18分　②8時00分　③12時39分　　B　①9時26分　②10時11分　③7時56分

C　$90 ÷ 45 + 120 ÷ 60 + 45 ÷ 30 = 2 + 2 + 1.5 = 5.5$ 時間　　D　時速の差 $65 - 45$ ＝ 20　時速20kmでBさんが近づく　$100 ÷ 20 = 5$ 時間後に追いつく

大きい桁の数字の計算から始める【左から掛け算】をしましょう。

① $884 × 7 =$ 　　　　⑬ $863 × 6 =$

② $187 × 6 =$ 　　　　⑭ $285 × 4 =$

③ $915 × 3 =$ 　　　　⑮ $568 × 4 =$

④ $658 × 5 =$ 　　　　⑯ $535 × 3 =$

⑤ $925 × 2 =$ 　　　　⑰ $415 × 9 =$

⑥ $795 × 8 =$ 　　　　⑱ $703 × 3 =$

⑦ $713 × 6 =$ 　　　　⑲ $747 × 8 =$

⑧ $544 × 8 =$ 　　　　⑳ $361 × 3 =$

⑨ $729 × 6 =$ 　　　　㉑ $557 × 5 =$

⑩ $753 × 8 =$ 　　　　㉒ $482 × 5 =$

⑪ $686 × 5 =$ 　　　　㉓ $503 × 5 =$

⑫ $990 × 5 =$ 　　　　㉔ $747 × 8 =$

A ①＞② ① 3776円／500円×6 100円×6 50円×3 10円×2 5円×1 1円×1
② 2790円／1000円×1 500円×2 100円×6 50円×3 10円×3 5円×2
B ①＞② ① 5906円／5000円×1 100円×6 50円×5 10円×4 5円×3 1円×1
② 4970円／1000円×2 500円×5 100円×3 50円×3 10円×2

【11×11～19×19 までの掛け算】の法則を使って暗算しましょう。

① $12 \times 19 =$ ☐

② $13 \times 11 =$ ☐

③ $14 \times 12 =$ ☐

④ $13 \times 13 =$ ☐

⑤ $14 \times 14 =$ ☐

⑥ $13 \times 15 =$ ☐

⑦ $14 \times 16 =$ ☐

⑧ $13 \times 17 =$ ☐

⑨ $14 \times 18 =$ ☐

⑩ $13 \times 19 =$ ☐

⑪ $11 \times 11 =$ ☐

⑫ $16 \times 12 =$ ☐

⑬ $11 \times 16 =$ ☐

⑭ $16 \times 14 =$ ☐

⑮ $11 \times 15 =$ ☐

⑯ $16 \times 16 =$ ☐

⑰ $11 \times 17 =$ ☐

⑱ $16 \times 18 =$ ☐

⑲ $11 \times 19 =$ ☐

⑳ $14 \times 11 =$ ☐

㉑ $11 \times 12 =$ ☐

㉒ $14 \times 13 =$ ☐

㉓ $11 \times 14 =$ ☐

㉔ $14 \times 15 =$ ☐

【2桁×2桁の掛け算】のコツを使って解いてみましょう。

① 77 × 66 =

② 61 × 39 =

③ 98 × 95 =

④ 14 × 48 =

⑤ 69 × 22 =

⑥ 17 × 75 =

⑦ 84 × 45 =

⑧ 87 × 17 =

⑨ 79 × 11 =

⑩ 28 × 39 =

⑪ 45 × 38 =

⑫ 71 × 69 =

⑬ 55 × 37 =

⑭ 44 × 90 =

⑮ 58 × 42 =

⑯ 54 × 39 =

⑰ 38 × 79 =

⑱ 20 × 67 =

⑲ 47 × 98 =

⑳ 98 × 85 =

㉑ 95 × 29 =

㉒ 85 × 75 =

㉓ 71 × 61 =

㉔ 24 × 14 =

079 目 答え

① 6188　② 1122　③ 2745　④ 3290　⑤ 1850　⑥ 6360　⑦ 4278　⑧ 4352
⑨ 4374　⑩ 6024　⑪ 3430　⑫ 4950　⑬ 5178　⑭ 1140　⑮ 2272　⑯ 1605
⑰ 3735　⑱ 2109　⑲ 5976　⑳ 1083　㉑ 2785　㉒ 2410　㉓ 2515　㉔ 5976

082 日目　割り算 3桁÷2桁

割る数を約数に分けて、分けた約数で順に割りましょう。

① 180 ÷ 45 =

② 132 ÷ 44 =

③ 147 ÷ 21 =

④ 364 ÷ 52 =

⑤ 252 ÷ 28 =

⑥ 360 ÷ 72 =

⑦ 195 ÷ 39 =

⑧ 384 ÷ 48 =

⑨ 195 ÷ 65 =

⑩ 430 ÷ 86 =

⑪ 216 ÷ 24 =

⑫ 192 ÷ 24 =

⑬ 432 ÷ 72 =

⑭ 192 ÷ 32 =

⑮ 385 ÷ 55 =

⑯ 450 ÷ 75 =

⑰ 252 ÷ 28 =

⑱ 504 ÷ 72 =

⑲ 170 ÷ 34 =

⑳ 124 ÷ 62 =

㉑ 180 ÷ 45 =

㉒ 228 ÷ 12 =

㉓ 567 ÷ 63 =

㉔ 448 ÷ 32 =

080 日目 答え
① 228　② 143　③ 168　④ 169　⑤ 196　⑥ 195　⑦ 224　⑧ 221　⑨ 252　⑩ 247
⑪ 121　⑫ 192　⑬ 176　⑭ 224　⑮ 165　⑯ 256　⑰ 187　⑱ 288　⑲ 209　⑳ 154
㉑ 132　㉒ 182　㉓ 154　㉔ 210

学習日　　月　　日

所要
時間　　分　　秒

×÷の 計算が先、＋－は 後から、に注意して計算をしましょう。

① 4×15＋34 ＝

② 73－10×5 ＝

③ 12×8＋74 ＝

④ 17×4＋54 ＝

⑤ 5×17＋18 ＝

⑥ 55－13×2 ＝

⑦ 11×9－25 ＝

⑧ 98－19×5 ＝

⑨ 39 － 8 × 3 ＝

⑩ 87＋18×2 ＝

⑪ 95－12×7 ＝

⑫ 65－11×2 ＝

⑬ 76－15×3 ＝

⑭ 74＋14×4 ＝

⑮ 97－18×5 ＝

⑯ 96－12×8 ＝

⑰ 12 ＋ 7 × 4 ＝

⑱ 7×13＋68 ＝

⑲ 69 － 9 × 2 ＝

⑳ 3×14＋39 ＝

㉑ 72－13×5 ＝

㉒ 7×11＋71 ＝

㉓ 41＋12×3 ＝

㉔ 24÷6＋32 ＝

081 日目
答え

① 5082　② 2379　③ 9310　④ 672　⑤ 1518　⑥ 1275　⑦ 3780　⑧ 1479　⑨ 869
⑩ 1092　⑪ 1710　⑫ 4899　⑬ 2035　⑭ 3960　⑮ 2436　⑯ 2106　⑰ 3002
⑱ 1340　⑲ 4606　⑳ 8330　㉑ 2755　㉒ 6375　㉓ 4331　㉔ 336

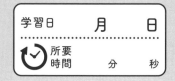

図形の面積の公式を学びましょう。その後に、下にある図形で灰色になっている部分の面積を答えてください。

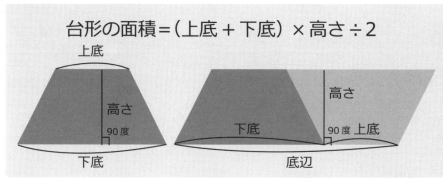

台形の面積＝（上底＋下底）×高さ÷2

上底
高さ
90度
下底

下底
90度 上底
高さ
底辺

同じ形の台形を、上下反転して横にくっつけると、平行四辺形になります。
平行四辺形の面積＝底辺×高さ。この半分が台形の面積となります。

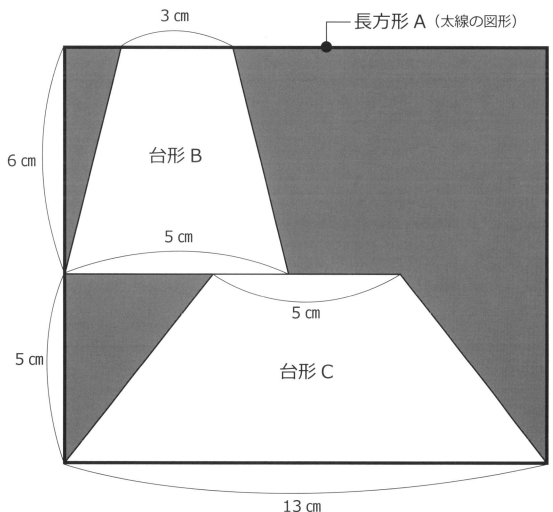

3 cm

長方形 A（太線の図形）

6 cm

台形 B

5 cm

5 cm

5 cm

台形 C

13 cm

学習日　　月　　日

所要
時間　　分　　秒

筆算で解いてみましょう。

例
```
    4283
×     56
─────────
   25698
 21415
─────────
  239848
```

①
```
   5857
×    57
────────
```

②
```
   3654
×    82
────────
```

③
```
   2489
×    72
────────
```

④
```
   6797
×    23
────────
```

⑤
```
   7714
×    16
────────
```

⑥
```
   3561
×    26
────────
```

⑦
```
   4265
×    69
────────
```

⑧
```
   4154
×    19
────────
```

083日目
答え
① 94　② 23　③ 170　④ 122　⑤ 103　⑥ 29　⑦ 74　⑧ 3　⑨ 15　⑩ 123　⑪ 11　⑫ 43
⑬ 31　⑭ 130　⑮ 7　⑯ 0　⑰ 40　⑱ 159　⑲ 51　⑳ 81　㉑ 7　㉒ 148　㉓ 77　㉔ 36

＋－×÷符号入れ

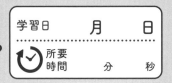

式の中の（　　　　）には、加減乗除＋－×÷のいずれかの符号が入ります。正しい計算が成り立つように、符号を書きましょう。

① 87（　　　）30－19＝38

② 78（　　　）13×37＝222

③ 70（　　　）58÷29＝68

④ 9－12（　　　）6＝7

⑤ 56÷28（　　　）99＝101

⑥ 13＋21（　　　）24＝58

⑦ 71÷71（　　　）73＝73

⑧ 54（　　　）15＋46＝85

⑨ 13（　　　）18－11＝223

⑩ 8－46（　　　）46＝7

⑪ 92－3（　　　）83＝172

⑫ 99＋44（　　　）9＝134

⑬ 42（　　　）61＋96＝199

⑭ 36－42（　　　）3＝22

⑮ 65×92（　　　）13＝460

⑯ 91－29（　　　）33＝29

⑰ 36（　　　）12＋44＝47

⑱ 8－52（　　　）52＝7

【小町算】式には1から9の数字が並び、答えは100になる美しい計算問題です。

⑲ 1＋2＋3（　　　）4＋5＋6＋78＋9＝100

⑳ 1×2×3－4×5＋6（　　　）7＋8×9＝100

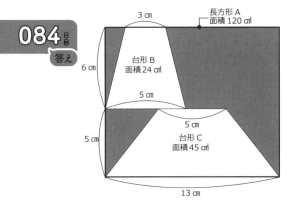

084 日目 答え

長方形A 面積120㎠
3㎝
6㎝
台形B 面積24㎠
5㎝
5㎝
5㎝
台形C 面積45㎠
13㎝

●長方形Aの面積は （6＋5）×13＝11×13＝143㎠
●台形Bの面積は （3＋5）×6÷2＝24㎠
●台形Cの面積は （5＋13）×5÷2＝45㎠

●灰色の面積＝長方形A－台形B－台形C
＝143－24－45＝74㎠

A〜Pの計算をして、答えをマスに書きましょう。16個ある答えのうち、3つを足した和が100になる組み合わせが、1組あります。それを下に書き出しましょう。

A
3×4
$=$

B
$53 - 19$
$=$

C
$9 + 15$
$=$

D
$80 \div 4$
$=$

E
$57 \div 3$
$=$

F
$9 + 7$
$=$

G
2×7
$=$

H
$96 \div 3$
$=$

I
$55 \div 5$
$=$

J
$26 + 17$
$=$

K
$81 - 23$
$=$

L
8×5
$=$

M
$43 - 18$
$=$

N
$13 + 16$
$=$

O
7×3
$=$

P
$77 - 24$
$=$

$$\square + \square + \square = 100$$

① 333849　② 299628　③ 179208　④ 156331　⑤ 123424　⑥ 92586　⑦ 294285
⑧ 78926

算数パズル
15本の旗

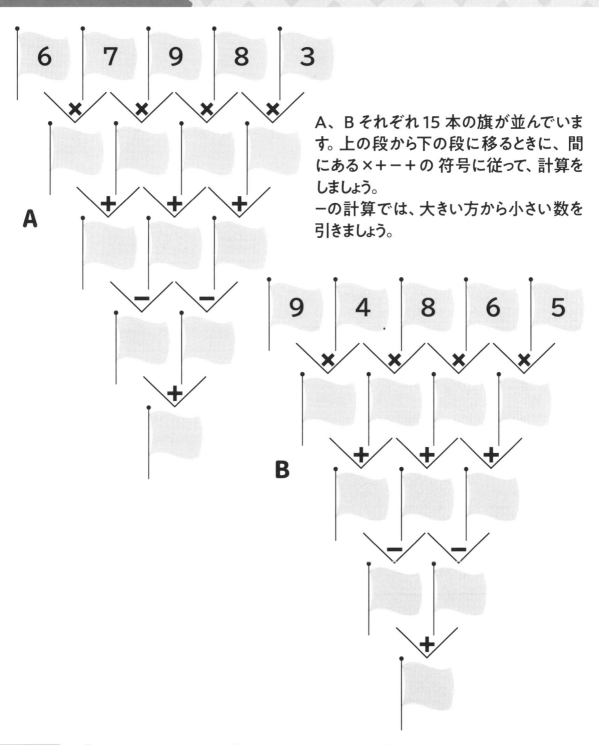

A、Bそれぞれ15本の旗が並んでいます。上の段から下の段に移るときに、間にある×＋－＋の符号に従って、計算をしましょう。
－の計算では、大きい方から小さい数を引きましょう。

① 87(－)30 － 19 ＝ 38　② 78(÷)13 × 37 ＝ 222　③ 70(－)58 ÷ 29 ＝ 68
④ 9 － 12(÷)6 ＝ 7　⑤ 56 ÷ 28(＋)99 ＝ 101　⑥ 13 ＋ 21(＋)24 ＝ 58
⑦ 71 ÷ 71(×)73 ＝ 73　⑧ 54(－)15 ＋ 46 ＝ 85　⑨ 13(×)18 － 11 ＝ 223
⑩ 8 － 46(÷)46 ＝ 7　⑪ 92 － 3(＋)83 ＝ 172　⑫ 99 ＋ 44(－)9 ＝ 134　⑬ 42(＋)61
＋ 96 ＝ 199　⑭ 36 － 42(÷)3 ＝ 22　⑮ 65 × 92(÷)13 ＝ 460　⑯ 91 － 29(－)33 ＝
29　⑰ 36(÷)12 ＋ 44 ＝ 47　⑱ 8 － 52(÷)52 ＝ 7　⑲ 1 ＋ 2 ＋ 3(－)4 ＋ 5 ＋ 6 ＋ 78
＋ 9 ＝ 100　⑳ 1 × 2 × 3 － 4 × 5 ＋ 6(×)7 ＋ 8 × 9 ＝ 100

左の数の一の位を「0」にする【貸し借り算】をしてみましょう。

① $19 + 18 =$

② $25 + 41 =$

③ $13 + 65 =$

④ $15 + 25 =$

⑤ $57 + 73 =$

⑥ $67 + 62 =$

⑦ $98 + 81 =$

⑧ $83 + 73 =$

⑨ $43 + 94 =$

⑩ $21 + 38 =$

⑪ $16 + 86 =$

⑫ $63 + 48 =$

⑬ $43 + 56 =$

⑭ $12 + 69 =$

⑮ $29 + 59 =$

⑯ $66 + 31 =$

⑰ $95 + 27 =$

⑱ $46 + 25 =$

⑲ $97 + 69 =$

⑳ $67 + 89 =$

㉑ $83 + 14 =$

㉒ $61 + 32 =$

㉓ $28 + 53 =$

㉔ $41 + 27 =$

A 12　B 34　C 24　D 20　E 19　F 16　G 14　H 32　I 11　J 43　K 58
L 40　M 25　N 29　O 21　P 53
H 32 ＋ J 43 ＋ M 25 ＝ 100

学習日　　月　　日
所要時間　　分　　秒

左の数の一の位を「0」にする【貸し借り算】をしてみましょう。

① $869 + 99 =$

② $517 + 32 =$

③ $731 + 81 =$

④ $559 + 69 =$

⑤ $869 + 62 =$

⑥ $962 + 86 =$

⑦ $926 + 94 =$

⑧ $616 + 62 =$

⑨ $447 + 48 =$

⑩ $713 + 41 =$

⑪ $572 + 66 =$

⑫ $679 + 14 =$

⑬ $919 + 73 =$

⑭ $498 + 73 =$

⑮ $777 + 92 =$

⑯ $597 + 55 =$

⑰ $426 + 19 =$

⑱ $477 + 65 =$

⑲ $688 + 53 =$

⑳ $455 + 63 =$

㉑ $816 + 94 =$

088日目
答え

A
| 6 | 7 | 9 | 8 | 3 |
× × × ×
| 42 | 63 | 72 | 24 |
+ + +
| 105 | 135 | 96 |
+ +
| 30 | 39 |
+
| 69 |

B
| 9 | 4 | 8 | 6 | 5 |
× × × ×
| 36 | 32 | 48 | 30 |
+ + +
| 68 | 80 | 78 |
+ +
| 12 | 2 |
+
| 14 |

左の数の一の位を「0」にする【貸し借り算】をしてみましょう。

① 67 − 29 = ☐　　⑬ 92 − 35 = ☐

② 61 − 54 = ☐　　⑭ 95 − 27 = ☐

③ 84 − 37 = ☐　　⑮ 65 − 31 = ☐

④ 88 − 49 = ☐　　⑯ 37 − 26 = ☐

⑤ 46 − 18 = ☐　　⑰ 61 − 17 = ☐

⑥ 51 − 37 = ☐　　⑱ 67 − 29 = ☐

⑦ 76 − 29 = ☐　　⑲ 37 − 16 = ☐

⑧ 44 − 21 = ☐　　⑳ 95 − 16 = ☐

⑨ 58 − 31 = ☐　　㉑ 94 − 33 = ☐

⑩ 82 − 29 = ☐　　㉒ 92 − 59 = ☐

⑪ 96 − 48 = ☐　　㉓ 89 − 29 = ☐

⑫ 75 − 49 = ☐　　㉔ 72 − 47 = ☐

① 37　② 66　③ 78　④ 40　⑤ 130　⑥ 129　⑦ 179　⑧ 156　⑨ 137　⑩ 59
⑪ 102　⑫ 111　⑬ 99　⑭ 81　⑮ 88　⑯ 97　⑰ 122　⑱ 71　⑲ 166　⑳ 156　㉑ 97
㉒ 93　㉓ 81　㉔ 68

学習日　　月　　日
所要時間　　分　　秒

左の数の一の位を「0」にする【貸し借り算】をしてみましょう。

① 346－39 =

② 903－46 =

③ 148－16 =

④ 165－28 =

⑤ 823－98 =

⑥ 118－99 =

⑦ 209－71 =

⑧ 448－79 =

⑨ 423－14 =

⑩ 985－71 =

⑪ 988－76 =

⑫ 967－37 =

⑬ 523－46 =

⑭ 385－89 =

⑮ 724－77 =

⑯ 723－87 =

⑰ 179－44 =

⑱ 453－39 =

⑲ 732－43 =

⑳ 427－49 =

㉑ 961－88 =

㉒ 448－96 =

㉓ 704－62 =

㉔ 297－66 =

090 日目 答え
① 968 ② 549 ③ 812 ④ 628 ⑤ 931 ⑥ 1048 ⑦ 1020 ⑧ 678 ⑨ 495
⑩ 754 ⑪ 638 ⑫ 693 ⑬ 992 ⑭ 571 ⑮ 869 ⑯ 652 ⑰ 445 ⑱ 542
⑲ 741 ⑳ 518 ㉑ 910

105

大きい桁の数字同士の計算から始める【左から足し算】をしましょう。

① 3461+396 =

② 8537+863 =

③ 1044+248 =

④ 2855+692 =

⑤ 3131+381 =

⑥ 5287+536 =

⑦ 8281+886 =

⑧ 3462+453 =

⑨ 2873+804 =

⑩ 2986+255 =

⑪ 1792+339 =

⑫ 1204+134 =

⑬ 3618+707 =

⑭ 9283+214 =

⑮ 4732+246 =

⑯ 9894+138 =

⑰ 2459+642 =

⑱ 2825+778 =

⑲ 3005+123 =

⑳ 6842+314 =

㉑ 9526+232 =

㉒ 4088+107 =

㉓ 2266+833 =

㉔ 7679+909 =

091日目
答え
① 38　② 7　③ 47　④ 39　⑤ 28　⑥ 14　⑦ 47　⑧ 23　⑨ 27　⑩ 53　⑪ 48　⑫ 26
⑬ 57　⑭ 68　⑮ 34　⑯ 11　⑰ 44　⑱ 38　⑲ 21　⑳ 79　㉑ 61　㉒ 33　㉓ 60
㉔ 25

学習日　　月　　日

所要
時間　　分　　秒

並んだ 10 の数字を、間違いなく速く足し算しましょう。

① 35＋91＋4＋25＋83＋25＋62＋99＋65＋14 ＝

② 37＋46＋97＋4＋19＋33＋17＋57＋34＋99 ＝

③ 71＋24＋20＋8＋15＋25＋94＋83＋16＋71 ＝

④ 25＋86＋99＋45＋44＋96＋79＋91＋94＋68 ＝

⑤ 90＋20＋18＋59＋51＋45＋38＋13＋10＋94 ＝

⑥ 61＋45＋4＋18＋45＋64＋56＋78＋27＋71 ＝

⑦ 39＋11＋59＋2＋93＋59＋76＋5＋66＋39 ＝

⑧ 2＋68＋33＋88＋40＋27＋20＋60＋15＋5 ＝

⑨ 71＋78＋96＋61＋74＋43＋56＋78＋44＋2 ＝

⑩ 72＋32＋37＋18＋30＋54＋99＋42＋69＋97 ＝

⑪ 93＋31＋57＋29＋76＋47＋85＋34＋26＋77 ＝

⑫ 99＋41＋16＋88＋51＋41＋16＋94＋46＋77 ＝

092日目
答え

① 307　② 857　③ 132　④ 137　⑤ 725　⑥ 19　⑦ 138　⑧ 369　⑨ 409　⑩ 914
⑪ 912　⑫ 930　⑬ 477　⑭ 296　⑮ 647　⑯ 636　⑰ 135　⑱ 414　⑲ 689　⑳ 378
㉑ 873　㉒ 352　㉓ 642　㉔ 231

107

お金のやり取りと年齢に関する計算問題です。できるだけ、計算式も書いてみましょう。

A

定価 2460 円のメロンが 20%引きで売られています。メロンの値段は何円ですか?

 ¥

B

1400 円で仕入れた品物に利益を 7%加えて売ると、値段は何円になりますか?

 ¥

C

6 個の値段が 240 円のチョコレートを、120 個買ったときの値段は何円になりますか?

 ¥

D

消費税 10%の物は、本体価格に 1.1 を掛けると、消費税込みの価格になります。本体価格 1080 円の運動靴の税込み価格は何円になりますか?

 ¥

E

1 本 150 円の歯ブラシを 80 本買うと、6 割引きになります。80 本の割引後の値段は何円になりますか?

 ¥

F

A さんの年齢の 2 倍が B さん、B さんの 14 歳年上が C さんです。B さんが 38 歳のとき、3 人の年齢の合計は何歳ですか?

093 日目 答え

① 3857　② 9400　③ 1292　④ 3547　⑤ 3512　⑥ 5823　⑦ 9167　⑧ 3915
⑨ 3677　⑩ 3241　⑪ 2131　⑫ 1338　⑬ 4325　⑭ 9497　⑮ 4978　⑯ 10032
⑰ 3101　⑱ 3603　⑲ 3128　⑳ 7156　㉑ 9758　㉒ 4195　㉓ 3099　㉔ 8588

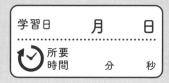
時間と速度に関する計算問題です。時刻は1時、2時、3時……11時、12時と数え、
12時の次は1時とします。

A

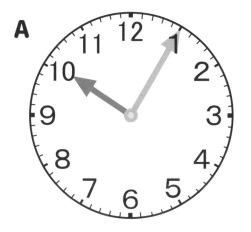

①時計の時刻は？

　　　　　　　　時　　　　　　　分

②1時間38分前の時刻は？

　　　　　　　　時　　　　　　　分

③36分後の時刻は？

　　　　　　　　時　　　　　　　分

B

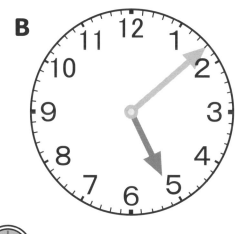

①時計の時刻は？

　　　　　　　　時　　　　　　　分

②2時間15分後の時刻は？

　　　　　　　　時　　　　　　　分

③45分前の時刻は？

　　　　　　　　時　　　　　　　分

C

時速40kmで、120km移動します。移動時間は何分になりますか？

D

40分後に60km先に到着する必要があります。時速何kmで移動する必要がありますか？

094日目
答え

① 503　② 443　③ 427　④ 727　⑤ 438　⑥ 469　⑦ 449　⑧ 358　⑨ 603
⑩ 550　⑪ 555　⑫ 569

097 日目

算数パズル
1～9計算名人

学習日　　月　　日
所要時間　　分　　秒

①～⑥で、☐ に並ぶ数は、タテの列、ヨコの行の3つの数字を足した「和」です。条件を満たすように、1～9を書き込みましょう。それぞれの数字は1回ずつ使うこととします。

①

8			21
	2		15
		1	9
15	13	17	＋

②

		1	8
	2		17
5			20
16	11	18	＋

③

		4	13
	2		10
7			22
20	12	13	＋

④

3			12
	4		11
		7	22
17	18	10	＋

⑤

6			18
	3		12
		2	15
23	12	10	＋

⑥

		7	12
	6		14
9			19
13	18	14	＋

095 日目 答え

A　$2460 \times (1 - 0.2) = 2460 \times 0.8 = 1968$ 円　　B　$1400 \times (1 + 0.07) = 1400 \times 1.07 = 1498$ 円　　C　$240 \div 6 = 40$ 円が1個の値段　$40 \times 120 = 4800$ 円　　D　$1080 \times 1.1 = 1188$ 円
E　$150 \times 80 = 12000$ 円が割引前の値段　$12000 \times (1 - 0.6) = 12000 \times 0.4 = 4800$ 円
F　Aさん　$38 \div 2 = 19$ 歳　Cさん　$38 + 14 = 52$ 歳　　$A + B + C = 19 + 38 + 52 = 109$ 歳

110

算数パズル
漢数字の計算式

学習日　月　日
所要時間　分　秒

漢数字を算用数字に置き換えて、計算をしましょう。

① 七拾七 － 弐拾六 ＝ 　　－　　 ＝

② 拾五 × 弐拾七 ＝ 　　×　　 ＝

③ 九拾六 ÷ 参 ＝ 　　÷　　 ＝

④ 六拾六 ＋ 八拾参 ＝ 　　＋　　 ＝

⑤ 七拾七 × 弐 ＝ 　　×　　 ＝

⑥ 拾五 ＋ 拾 ＝ 　　＋　　 ＝

⑦ 九拾七 ＋ 拾五 ＝ 　　＋　　 ＝

⑧ 五拾六 ＋ 参拾六 ＝ 　　＋　　 ＝

⑨ 拾壱 ＋ 四拾八 ＝ 　　＋　　 ＝

⑩ 七拾六 ÷ 弐 ＝ 　　÷　　 ＝

⑪ 拾九 × 六 ＝ 　　×　　 ＝

⑫ 九拾九 － 拾参 ＝ 　　－　　 ＝

⑬ 参 × 拾五 ＝ 　　×　　 ＝

⑭ 拾 × 五拾四 ＝ 　　×　　 ＝

⑮ 九拾五 － 四拾九 ＝ 　　－　　 ＝

A ①10時05分 ②8時27分 ③10時41分　B ①5時08分 ②7時23分 ③4時23分
C 距離120km÷時速40km＝3時間が移動時間でこの単位を分に置き換える　60分×3
＝180分　D 60分÷40分＝1.5　60km×1.5＝90kmが時速

099日目 掛け算 3桁×1桁

大きい桁の数字の計算から始める【左から掛け算】をしましょう。

① 273 × 5 =

② 978 × 8 =

③ 536 × 4 =

④ 834 × 7 =

⑤ 485 × 5 =

⑥ 705 × 2 =

⑦ 801 × 5 =

⑧ 806 × 2 =

⑨ 793 × 4 =

⑩ 737 × 3 =

⑪ 217 × 5 =

⑫ 481 × 4 =

⑬ 239 × 8 =

⑭ 849 × 3 =

⑮ 939 × 5 =

⑯ 920 × 3 =

⑰ 408 × 3 =

⑱ 919 × 3 =

⑲ 804 × 7 =

⑳ 925 × 6 =

㉑ 673 × 7 =

㉒ 230 × 8 =

㉓ 867 × 9 =

㉔ 726 × 6 =

① 867 429 351 ② 431 728 569 ③ 814 523 796 ④ 381 542 967 ⑤ 657 831 942 ⑥ 147 365 982

【11×11〜19×19までの掛け算】の法則を使って暗算しましょう。

① 11 × 16 =

② 14 × 17 =

③ 11 × 18 =

④ 14 × 19 =

⑤ 17 × 11 =

⑥ 13 × 12 =

⑦ 17 × 13 =

⑧ 13 × 14 =

⑨ 17 × 15 =

⑩ 13 × 16 =

⑪ 17 × 17 =

⑫ 13 × 18 =

⑬ 17 × 19 =

⑭ 17 × 12 =

⑮ 15 × 12 =

⑯ 19 × 13 =

⑰ 12 × 14 =

⑱ 15 × 15 =

⑲ 19 × 16 =

⑳ 17 × 18 =

㉑ 19 × 18 =

㉒ 17 × 16 =

㉓ 14 × 11 =

㉔ 11 × 12 =

098日目
答え

① 77 − 26 = 51　② 15 × 27 = 405　③ 96 ÷ 3 = 32　④ 66 + 83 = 149
⑤ 77 × 2 = 154　⑥ 15 + 10 = 25　⑦ 97 + 15 = 112　⑧ 56 + 36 = 92
⑨ 11 + 48 = 59　⑩ 76 ÷ 2 = 38　⑪ 19 × 6 = 114　⑫ 99 − 13 = 86
⑬ 3 × 15 = 45　⑭ 10 × 54 = 540　⑮ 95 − 49 = 46

【2桁×2桁の掛け算】のコツを使って解いてみましょう。

① $50 \times 64 =$

② $48 \times 27 =$

③ $65 \times 92 =$

④ $98 \times 69 =$

⑤ $55 \times 81 =$

⑥ $63 \times 64 =$

⑦ $79 \times 24 =$

⑧ $85 \times 91 =$

⑨ $22 \times 50 =$

⑩ $47 \times 63 =$

⑪ $48 \times 73 =$

⑫ $92 \times 11 =$

⑬ $72 \times 19 =$

⑭ $97 \times 37 =$

⑮ $57 \times 39 =$

⑯ $36 \times 14 =$

⑰ $16 \times 74 =$

⑱ $78 \times 90 =$

⑲ $95 \times 49 =$

⑳ $51 \times 69 =$

㉑ $55 \times 68 =$

㉒ $93 \times 33 =$

㉓ $94 \times 21 =$

㉔ $38 \times 63 =$

① 1365　② 7824　③ 2144　④ 5838　⑤ 2425　⑥ 1410　⑦ 4005　⑧ 1612
⑨ 3172　⑩ 2211　⑪ 1085　⑫ 1924　⑬ 1912　⑭ 2547　⑮ 4695　⑯ 2760
⑰ 1224　⑱ 2757　⑲ 5628　⑳ 5550　㉑ 4711　㉒ 1840　㉓ 7803　㉔ 4356

割る数を約数に分けて、分けた約数で順に割りましょう。

① $378 \div 42 =$ ☐

② $240 \div 80 =$ ☐

③ $729 \div 81 =$ ☐

④ $720 \div 90 =$ ☐

⑤ $154 \div 77 =$ ☐

⑥ $468 \div 78 =$ ☐

⑦ $108 \div 54 =$ ☐

⑧ $486 \div 27 =$ ☐

⑨ $360 \div 90 =$ ☐

⑩ $192 \div 16 =$ ☐

⑪ $384 \div 48 =$ ☐

⑫ $208 \div 26 =$ ☐

⑬ $120 \div 15 =$ ☐

⑭ $324 \div 27 =$ ☐

⑮ $189 \div 21 =$ ☐

⑯ $336 \div 28 =$ ☐

⑰ $574 \div 82 =$ ☐

⑱ $176 \div 88 =$ ☐

⑲ $432 \div 36 =$ ☐

⑳ $294 \div 42 =$ ☐

㉑ $225 \div 25 =$ ☐

㉒ $286 \div 26 =$ ☐

㉓ $125 \div 25 =$ ☐

㉔ $324 \div 81 =$ ☐

100日目 答え
① 176　② 238　③ 198　④ 266　⑤ 187　⑥ 156　⑦ 221　⑧ 182　⑨ 255　⑩ 208
⑪ 289　⑫ 234　⑬ 323　⑭ 204　⑮ 180　⑯ 247　⑰ 168　⑱ 225　⑲ 304　⑳ 306
㉑ 342　㉒ 272　㉓ 154　㉔ 132

学習日　　月　　日

所要
時間　　分　　秒

×÷の 計算が先、＋－は 後から、に注意して計算をしましょう。

① $3 \times 5 - 13 =$

② $77 - 12 \times 4 =$

③ $91 - 17 \times 3 =$

④ $37 + 9 \times 10 =$

⑤ $76 + 19 \times 4 =$

⑥ $7 \times 13 - 91 =$

⑦ $5 \times 10 + 16 =$

⑧ $13 \times 6 - 30 =$

⑨ $5 \times 10 - 48 =$

⑩ $73 - 13 \times 5 =$

⑪ $8 \times 12 - 16 =$

⑫ $16 + 16 \times 5 =$

⑬ $25 + 7 \times 12 =$

⑭ $6 \times 4 - 14 =$

⑮ $69 + 15 \times 5 =$

⑯ $28 - 4 \times 7 =$

⑰ $17 \times 4 + 40 =$

⑱ $99 - 9 \times 8 =$

⑲ $6 \times 15 + 11 =$

⑳ $14 \times 6 - 34 =$

㉑ $4 \times 18 - 66 =$

㉒ $58 + 14 \times 6 =$

㉓ $63 + 18 \times 2 =$

㉔ $3 \times 11 - 23 =$

101 日目 答え
① 3200　② 1296　③ 5980　④ 6762　⑤ 4455　⑥ 4032　⑦ 1896　⑧ 7735
⑨ 1100　⑩ 2961　⑪ 3504　⑫ 1012　⑬ 1368　⑭ 3589　⑮ 2223　⑯ 504
⑰ 1184　⑱ 7020　⑲ 4655　⑳ 3519　㉑ 3740　㉒ 3069　㉓ 1974　㉔ 2394

図形の面積の公式を学びましょう。その後に、下にある図形で灰色になっている部分の面積を答えてください。

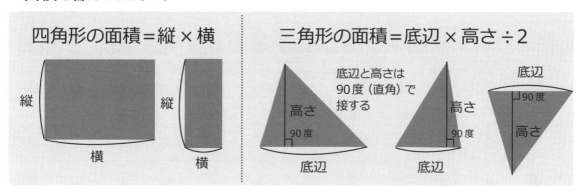

四角形の面積＝縦×横

三角形の面積＝底辺×高さ÷2

底辺と高さは90度（直角）で接する

—— 長方形A（太線の図形）

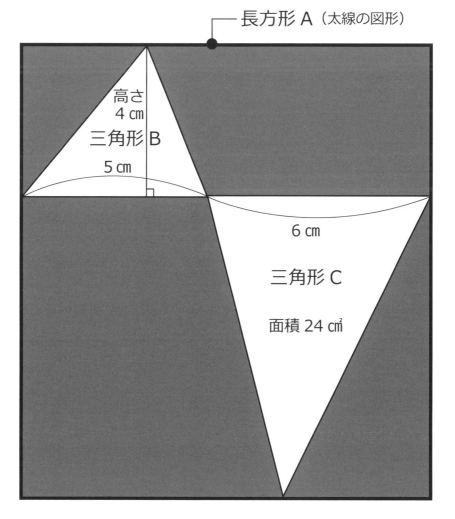

高さ
4cm

三角形B

5cm

6cm

三角形C

面積 24c㎡

① 9　② 3　③ 9　④ 8　⑤ 2　⑥ 6　⑦ 2　⑧ 18　⑨ 4　⑩ 12　⑪ 8　⑫ 8　⑬ 8
⑭ 12　⑮ 9　⑯ 12　⑰ 7　⑱ 2　⑲ 12　⑳ 7　㉑ 9　㉒ 11　㉓ 5　㉔ 4

117

学習日　　月　　日

所要
時間　　分　　秒

筆算で解いてみましょう。

① 　5536
　＋2914

② 　5540
　＋1886

③ 　1696
　＋5458

④ 　6399
　＋2690

⑤ 　1887
　＋3849

⑥ 　5467
　＋1865

⑦ 　5039
　＋1794

⑧ 　7081
　＋2819

⑨ 　3192
　＋4653

⑩ 　7969
　＋1858

⑪ 　7542
　＋2127

⑫ 　5392
　＋4318

①2　②29　③40　④127　⑤152　⑥0　⑦66　⑧48　⑨2　⑩8　⑪80　⑫96
⑬109　⑭10　⑮144　⑯0　⑰108　⑱27　⑲101　⑳50　㉑6　㉒142　㉓99　㉔10

筆算で解いてみましょう。

①
```
  2190
- 1449
```

②
```
  6485
- 2672
```

③
```
  9625
- 5491
```

④
```
  6286
- 3289
```

⑤
```
  9176
- 5230
```

⑥
```
  4629
- 1135
```

⑦
```
  5575
- 1923
```

⑧
```
  6414
- 4625
```

⑨
```
  6517
- 3815
```

104日目
答え

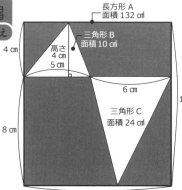

●三角形 C の面積は 底辺 6 × 高さ ÷ 2 ＝ 24㎠
●面積から高さを求めると 高さ＝面積 24 × 2 ÷ 6 ＝ 8㎝
●長方形 A の縦の辺の長さは、三角形 B と三角形 C の高さの合計と同じ長さで 4 ＋ 8 ＝ 12㎝
●三角形 B と三角形 C が接している所で、辺が一直線に並んでいる。これは長方形 A の横の辺と同じ長さで 5 ＋ 6 ＝ 11㎝
●長方形 A の面積は 12 × 11 ＝ 132㎠
●三角形 B の面積は 5 × 4 ÷ 2 ＝ 10㎠

●灰色の面積＝長方形 A －三角形 B －三角形 C
　＝ 132 － 10 － 24 ＝ 98㎠

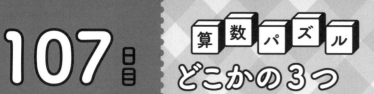

A～Dで、4つの数字のグループが3組ずつ並んでいます。その中に、例 のように、3つを足した和が左端の大きな字の数字になる組み合わせが、1か所あります。それぞれ、どこでしょう。

例 266

84 94　85 86　85 89
89 84　96 95　81 90

A 267

83 82　94 89　90 98
81 92　88 84　80 88

B 184

61 70　82 64　71 41
44 80　48 54　54 79

C 71

33 17　24 17　26 20
20 27　45 19　29 22

D 107

30 27　43 23　46 29
49 40　45 29　38 32

マッチ棒で計算式を作りましたが、間違っています。ここから1本だけを動かして、正しい計算にしてください。数字の形は、下記に合わせてください。

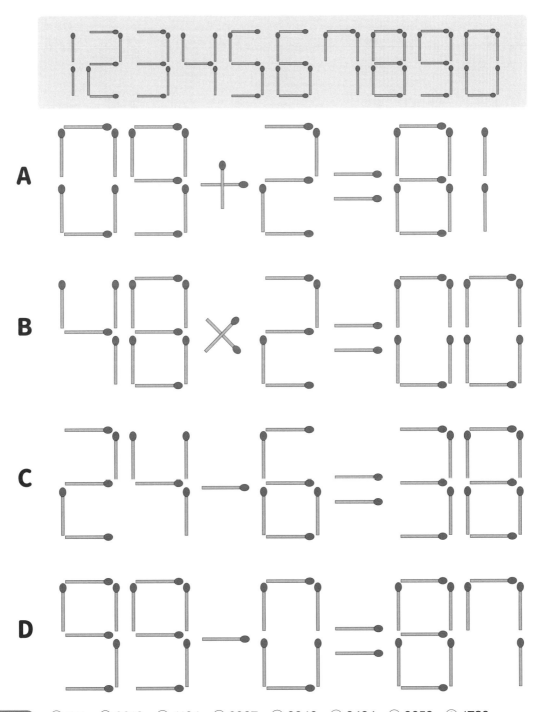

左の数の一の位を「0」にする【貸し借り算】をしてみましょう。

① $36 + 74 =$ □　　⑬ $75 + 97 =$ □

② $66 + 71 =$ □　　⑭ $34 + 24 =$ □

③ $36 + 38 =$ □　　⑮ $98 + 35 =$ □

④ $84 + 65 =$ □　　⑯ $34 + 22 =$ □

⑤ $49 + 43 =$ □　　⑰ $31 + 78 =$ □

⑥ $56 + 56 =$ □　　⑱ $22 + 39 =$ □

⑦ $54 + 42 =$ □　　⑲ $78 + 96 =$ □

⑧ $26 + 39 =$ □　　⑳ $32 + 79 =$ □

⑨ $13 + 44 =$ □　　㉑ $85 + 82 =$ □

⑩ $57 + 91 =$ □　　㉒ $33 + 38 =$ □

⑪ $59 + 63 =$ □　　㉓ $21 + 57 =$ □

⑫ $58 + 75 =$ □　　㉔ $73 + 72 =$ □

A 94 89 88 84　B 82 64 48 54　C 26 20 29 22　D 46 29 38 32

左の数の一の位を「0」にする【貸し借り算】をしてみましょう。

① $736 + 26 =$

② $562 + 44 =$

③ $713 + 13 =$

④ $861 + 94 =$

⑤ $526 + 11 =$

⑥ $633 + 23 =$

⑦ $955 + 64 =$

⑧ $466 + 13 =$

⑨ $824 + 28 =$

⑩ $692 + 15 =$

⑪ $561 + 34 =$

⑫ $244 + 86 =$

⑬ $985 + 69 =$

⑭ $919 + 63 =$

⑮ $357 + 34 =$

⑯ $939 + 84 =$

⑰ $227 + 46 =$

⑱ $588 + 69 =$

⑲ $788 + 11 =$

⑳ $639 + 42 =$

㉑ $512 + 33 =$

㉒ $434 + 38 =$

㉓ $858 + 54 =$

㉔ $607 + 56 =$

A $89 + 2 = 91$　　B $40 × 2 = 80$　　C $24 + 6 = 30$　　D $95 - 8 = 87$

$89 + 2 = 91$　　$40 × 2 = 80$　　$24 + 6 = 30$　　$99 - 8 = 87$

左の数の一の位を「0」にする【貸し借り算】をしてみましょう。

① 41 − 34 = ☐　⑬ 86 − 26 = ☐

② 64 − 27 = ☐　⑭ 88 − 79 = ☐

③ 81 − 58 = ☐　⑮ 48 − 26 = ☐

④ 83 − 24 = ☐　⑯ 96 − 31 = ☐

⑤ 83 − 75 = ☐　⑰ 83 − 56 = ☐

⑥ 95 − 68 = ☐　⑱ 86 − 68 = ☐

⑦ 71 − 57 = ☐　⑲ 94 − 66 = ☐

⑧ 59 − 43 = ☐　⑳ 47 − 24 = ☐

⑨ 97 − 79 = ☐　㉑ 68 − 37 = ☐

⑩ 48 − 31 = ☐　㉒ 93 − 76 = ☐

⑪ 66 − 17 = ☐　㉓ 79 − 33 = ☐

⑫ 97 − 59 = ☐　㉔ 96 − 58 = ☐

① 110　② 137　③ 74　④ 149　⑤ 92　⑥ 112　⑦ 96　⑧ 65　⑨ 57　⑩ 148
⑪ 122　⑫ 133　⑬ 172　⑭ 58　⑮ 133　⑯ 56　⑰ 109　⑱ 61　⑲ 174　⑳ 111
㉑ 167　㉒ 71　㉓ 78　㉔ 145

左の数の一の位を「0」にする【貸し借り算】をしてみましょう。

① $228 - 12 =$ 　

② $546 - 49 =$ 　

③ $813 - 66 =$ 　

④ $499 - 47 =$ 　

⑤ $858 - 69 =$ 　

⑥ $853 - 62 =$ 　

⑦ $595 - 24 =$ 　

⑧ $452 - 44 =$ 　

⑨ $955 - 36 =$ 　

⑩ $792 - 86 =$ 　

⑪ $951 - 72 =$ 　

⑫ $692 - 22 =$ 　

⑬ $377 - 38 =$ 　

⑭ $242 - 97 =$ 　

⑮ $814 - 86 =$ 　

⑯ $687 - 81 =$ 　

⑰ $939 - 12 =$ 　

⑱ $508 - 92 =$ 　

⑲ $295 - 56 =$ 　

⑳ $157 - 99 =$ 　

㉑ $648 - 51 =$ 　

㉒ $983 - 16 =$ 　

㉓ $798 - 76 =$ 　

㉔ $943 - 68 =$ 　

110 日目 答え

① 762　② 606　③ 726　④ 955　⑤ 537　⑥ 656　⑦ 1019　⑧ 479　⑨ 852
⑩ 707　⑪ 595　⑫ 330　⑬ 1054　⑭ 982　⑮ 391　⑯ 1023　⑰ 273　⑱ 657
⑲ 799　⑳ 681　㉑ 545　㉒ 472　㉓ 912　㉔ 663

大きい桁の数字同士の計算から始める【左から足し算】をしましょう。

① 1124＋876 ＝ ☐

② 9704＋889 ＝ ☐

③ 8174＋378 ＝ ☐

④ 9325＋177 ＝ ☐

⑤ 9158＋355 ＝ ☐

⑥ 1046＋783 ＝ ☐

⑦ 7843＋556 ＝ ☐

⑧ 7175＋121 ＝ ☐

⑨ 5174＋294 ＝ ☐

⑩ 6941＋367 ＝ ☐

⑪ 6191＋271 ＝ ☐

⑫ 4941＋664 ＝ ☐

⑬ 5780＋178 ＝ ☐

⑭ 8718＋895 ＝ ☐

⑮ 6865＋705 ＝ ☐

⑯ 2213＋149 ＝ ☐

⑰ 7941＋719 ＝ ☐

⑱ 6498＋405 ＝ ☐

⑲ 2138＋296 ＝ ☐

⑳ 8963＋993 ＝ ☐

㉑ 6453＋346 ＝ ☐

㉒ 7214＋366 ＝ ☐

㉓ 3147＋537 ＝ ☐

㉔ 1889＋368 ＝ ☐

並んだ 10 の数字を、間違いなく速く足し算しましょう。

① $19+9+96+56+94+75+15+37+72+82 =$

② $23+91+72+79+29+93+74+91+67+57 =$

③ $84+88+17+20+73+75+85+76+79+95 =$

④ $10+59+12+21+47+4+14+54+8+81 =$

⑤ $67+69+48+84+92+82+26+4+23+17 =$

⑥ $83+11+97+5+55+83+91+21+15+10 =$

⑦ $5+74+38+58+45+79+63+3+76+91 =$

⑧ $30+52+29+78+47+83+98+78+57+96 =$

⑨ $87+93+90+93+91+30+45+87+90+22 =$

⑩ $68+88+19+94+44+63+53+39+79+93 =$

⑪ $24+49+81+67+72+21+82+17+90+4 =$

⑫ $99+32+23+59+37+83+24+69+97+29 =$

112日目 答え
① 216　② 497　③ 747　④ 452　⑤ 789　⑥ 791　⑦ 571　⑧ 408　⑨ 919　⑩ 706
⑪ 879　⑫ 670　⑬ 339　⑭ 145　⑮ 728　⑯ 606　⑰ 927　⑱ 416　⑲ 239　⑳ 58
㉑ 597　㉒ 967　㉓ 722　㉔ 875

お金のやり取りと年齢に関する計算問題です。できるだけ、計算式も書いてみましょう。

A

定価2100円のクッションが35%引きで売られています。クッションの値段は何円ですか?

¥

B

6時から18時まで働き、時給が支払われない休憩時間は2時間です。時給が1150円のとき、給料は何円になりますか?

¥

C

6時から10時までの駐車料金は1時間200円、10時から22時までは1時間440円です。8時から20時までの駐車料金は何円になりますか?

¥

D

消費税10%の物の税込み価格を11で割ると、消費税の金額になります。税込み価格825円の帽子の消費税は何円になりますか?

¥

E

64歳のAさんは、8年後にBさんの3倍の年齢になります。Bさんは現在、何歳ですか?

F

Bさんの年齢の3倍がAさん、Cさんは喜寿を迎えました。Bさんが9歳のとき、3人の年齢の合計は何歳ですか?

① 2000　② 10593　③ 8552　④ 9502　⑤ 9513　⑥ 1829　⑦ 8399　⑧ 7296　⑨ 5468　⑩ 7308　⑪ 6462　⑫ 5605　⑬ 5958　⑭ 9613　⑮ 7570　⑯ 2362　⑰ 8660　⑱ 6903　⑲ 2434　⑳ 9956　㉑ 6799　㉒ 7580　㉓ 3684　㉔ 2257

時間と速度に関する計算問題です。時刻は 1 時、2 時、3 時……11 時、12 時と数え、12 時の次は 1 時とします。

A

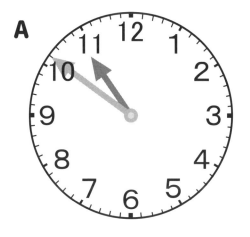

①時計の時刻は？

　　　　　　　時　　　　　　　分

②1 時間 45 分前の時刻は？

　　　　　　　時　　　　　　　分

③3 時間 10 分後の時刻は？

　　　　　　　時　　　　　　　分

B

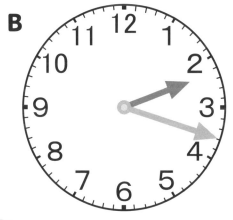

①時計の時刻は？

　　　　　　　時　　　　　　　分

②2 時間 46 分後の時刻は？

　　　　　　　時　　　　　　　分

③53 分前の時刻は？

　　　　　　　時　　　　　　　分

C

時速 120 km で 1.5 時間、時速 60 km で 0.5 時間、時速 30 km で 0.5 時間移動したときの総移動距離は何 km になりますか？

D

28 km 先に時速 32 km で移動する A さんがいます。時速 40 km の B さんは何時間後に追いつきますか？

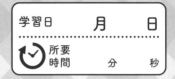

文章に合わせて答えを出し、その数字の大小を比べて、まんなかにある□に不等号 > または < を書き込みましょう。

A ナスビ 8 つの重さの平均　　　　　　ニンジン 6 つの重さの平均

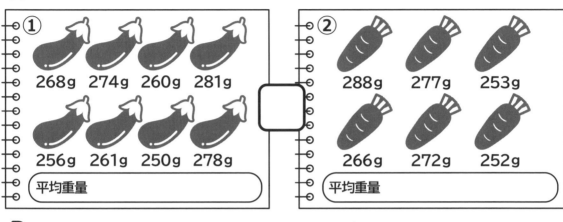

① 268g 274g 260g 281g 256g 261g 250g 278g 平均重量

② 288g 277g 253g 266g 272g 252g 平均重量

B キャベツ 7 つの重さの合計　　　　　カボチャ 6 つの重さの合計

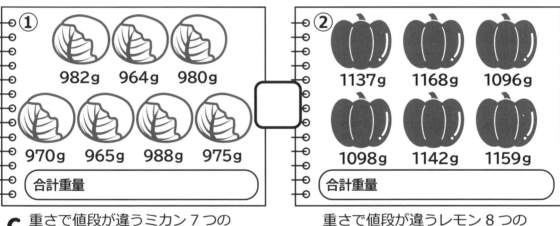

① 982g 964g 980g 970g 965g 988g 975g 合計重量

② 1137g 1168g 1096g 1098g 1142g 1159g 合計重量

C 重さで値段が違うミカン 7 つの値段の平均　　　重さで値段が違うレモン 8 つの値段の平均

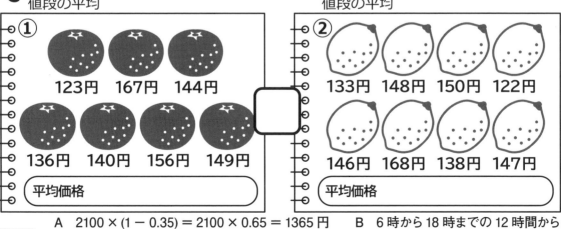

① 123円 167円 144円 136円 140円 156円 149円 平均価格

② 133円 148円 150円 122円 146円 168円 138円 147円 平均価格

A　$2100 × (1 − 0.35) = 2100 × 0.65 = 1365$ 円　　　B　6 時から 18 時までの 12 時間から休憩時間 2 時間を引くと 10 時間　$1150 × 10 = 11500$ 円　　C　8 時から 10 時まで 200 $× 2 = 400$ 円　10 時から 20 時まで $440 × 10 = 4400$ 円　合計 4800 円　　　D　$825 ÷ 11 = 75$ 円　　E　(64 歳＋ 8 年後) $÷ 3 = 24$ 歳　　24 歳－ 8 ＝ 16 歳　　F　Ａさん　$9 × 3 = 27$ 歳　Ｃさん　喜寿＝ 77 歳　　Ａ＋Ｂ＋Ｃ＝ 27 ＋ 9 ＋ 77 ＝ 113 歳

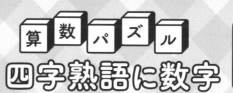

算数パズル
四字熟語に数字

学習日　　　月　　　日
所要
時間　　　分　　　秒

四字熟語に含まれている数を、すべて算用数字で書き出して、足し算をしましょう。

五分五分

四六時中

三汁七菜

四方八方

海千山千

千変万化

四苦八苦

二者択一

□ ＋ □ ＋ □ ＋ □ ＋ □ ＋ □ ＋

□ ＋ □ ＋ □ ＋ □ ＋ □ ＋ □ ＋

□ ＋ □ ＋ □ ＋ □ ＝ [　　　]

116日目
答え

A　①10時51分　②9時06分　③2時01分　　B　①2時18分　②5時04分　③1時25分
C　120×1.5＋60×0.5＋30×0.5＝180＋30＋15＝225km
D　時速の差 40－32＝8　時速8kmでBさんが近づく　28÷8＝3.5時間後に追いつく

掛け算 3桁×1桁

学習日　　月　　日

所要時間　　分　　秒

大きい桁の数字の計算から始める【左から掛け算】をしましょう。

① 506 × 2 =

② 604 × 9 =

③ 858 × 9 =

④ 879 × 4 =

⑤ 156 × 8 =

⑥ 644 × 6 =

⑦ 994 × 2 =

⑧ 749 × 7 =

⑨ 974 × 9 =

⑩ 987 × 4 =

⑪ 184 × 6 =

⑫ 697 × 8 =

⑬ 560 × 6 =

⑭ 986 × 8 =

⑮ 960 × 8 =

⑯ 774 × 4 =

⑰ 587 × 4 =

⑱ 782 × 5 =

⑲ 548 × 4 =

⑳ 516 × 8 =

㉑ 164 × 7 =

㉒ 739 × 6 =

㉓ 729 × 6 =

㉔ 810 × 2 =

A ① ＜ ②　　①合計 2128 ÷ 8 ＝ 266 g　　②合計 1608 ÷ 6 ＝ 268 g

B ① ＞ ②　　①合計 6824 g　　②合計 6800 g

C ① ＞ ②　　①合計 1015 ÷ 7 ＝ 145 円　　②合計 1152 ÷ 8 ＝ 144 円

【11×11〜19×19までの掛け算】の法則を使って暗算しましょう。

① $14 \times 13 =$

② $11 \times 14 =$

③ $14 \times 15 =$

④ $11 \times 16 =$

⑤ $14 \times 17 =$

⑥ $11 \times 18 =$

⑦ $14 \times 19 =$

⑧ $11 \times 11 =$

⑨ $16 \times 12 =$

⑩ $11 \times 13 =$

⑪ $16 \times 14 =$

⑫ $11 \times 15 =$

⑬ $16 \times 16 =$

⑭ $11 \times 17 =$

⑮ $16 \times 18 =$

⑯ $11 \times 19 =$

⑰ $13 \times 11 =$

⑱ $14 \times 12 =$

⑲ $13 \times 13 =$

⑳ $14 \times 14 =$

㉑ $13 \times 15 =$

㉒ $14 \times 16 =$

㉓ $13 \times 17 =$

㉔ $14 \times 18 =$

118日目
答え

$5 + 5 + 4 + 6 + 3 + 7 + 4 + 8 + 1000 + 1000 + 1000 + 10000 + 4 + 8 + 2 + 1$
$= 13057$

掛け算 2桁×2桁

学習日　　月　　日

所要時間　　分　　秒

【2桁×2桁の掛け算】のコツを使って解いてみましょう。

① 64 × 13 =

② 36 × 18 =

③ 75 × 17 =

④ 68 × 37 =

⑤ 87 × 32 =

⑥ 19 × 43 =

⑦ 75 × 31 =

⑧ 76 × 26 =

⑨ 33 × 26 =

⑩ 40 × 91 =

⑪ 16 × 61 =

⑫ 33 × 42 =

⑬ 94 × 52 =

⑭ 17 × 41 =

⑮ 79 × 89 =

⑯ 43 × 65 =

⑰ 87 × 82 =

⑱ 87 × 74 =

⑲ 36 × 60 =

⑳ 18 × 84 =

㉑ 37 × 71 =

㉒ 54 × 30 =

㉓ 17 × 66 =

㉔ 23 × 37 =

119日目 答え

① 1012　② 5436　③ 7722　④ 3516　⑤ 1248　⑥ 3864　⑦ 1988　⑧ 5243
⑨ 8766　⑩ 3948　⑪ 1104　⑫ 5576　⑬ 3360　⑭ 7888　⑮ 7680　⑯ 3096
⑰ 2348　⑱ 3910　⑲ 2192　⑳ 4128　㉑ 1148　㉒ 4434　㉓ 4374　㉔ 1620

割る数を約数に分けて、分けた約数で順に割りましょう。

① $120 \div 15 =$ 　　　⑬ $175 \div 35 =$

② $324 \div 27 =$ 　　　⑭ $666 \div 74 =$

③ $189 \div 21 =$ 　　　⑮ $360 \div 30 =$

④ $336 \div 28 =$ 　　　⑯ $224 \div 28 =$

⑤ $574 \div 82 =$ 　　　⑰ $420 \div 60 =$

⑥ $176 \div 88 =$ 　　　⑱ $143 \div 11 =$

⑦ $432 \div 36 =$ 　　　⑲ $648 \div 72 =$

⑧ $294 \div 42 =$ 　　　⑳ $240 \div 48 =$

⑨ $225 \div 25 =$ 　　　㉑ $320 \div 40 =$

⑩ $286 \div 26 =$ 　　　㉒ $350 \div 70 =$

⑪ $125 \div 25 =$ 　　　㉓ $175 \div 25 =$

⑫ $324 \div 81 =$ 　　　㉔ $616 \div 56 =$

① 182　② 154　③ 210　④ 176　⑤ 238　⑥ 198　⑦ 266　⑧ 121　⑨ 192　⑩ 143
⑪ 224　⑫ 165　⑬ 256　⑭ 187　⑮ 288　⑯ 209　⑰ 143　⑱ 168　⑲ 169　⑳ 196
㉑ 195　㉒ 224　㉓ 221　㉔ 252

×÷の 計算が先、＋－は 後から、に 注意して計算をしましょう。

① $36 + 9 \times 2 =$

② $6 \times 13 + 66 =$

③ $5 \times 8 - 33 =$

④ $49 + 5 \times 15 =$

⑤ $4 \times 14 - 48 =$

⑥ $99 - 7 \times 14 =$

⑦ $5 \times 15 - 64 =$

⑧ $3 \times 17 + 20 =$

⑨ $10 \times 5 + 19 =$

⑩ $74 - 18 \times 3 =$

⑪ $4 \times 16 + 59 =$

⑫ $12 \times 5 - 14 =$

⑬ $4 \times 15 - 20 =$

⑭ $5 \times 19 + 75 =$

⑮ $10 - 5 \times 2 =$

⑯ $90 + 19 \times 2 =$

⑰ $6 \times 5 + 27 =$

⑱ $65 - 8 \times 6 =$

⑲ $8 \times 6 - 47 =$

⑳ $6 \times 4 + 13 =$

㉑ $49 + 18 \times 5 =$

㉒ $6 \times 8 + 17 =$

㉓ $85 + 10 \times 6 =$

㉔ $3 \times 17 + 12 =$

① 832　② 648　③ 1275　④ 2516　⑤ 2784　⑥ 817　⑦ 2325　⑧ 1976　⑨ 858
⑩ 3640　⑪ 976　⑫ 1386　⑬ 4888　⑭ 697　⑮ 7031　⑯ 2795　⑰ 7134　⑱ 6438
⑲ 2160　⑳ 1512　㉑ 2627　㉒ 1620　㉓ 1122　㉔ 851

図形の面積の公式を学びましょう。その後に、下にある図形で灰色になっている部分の面積を答えてください。

円の面積＝半径×半径×3.14

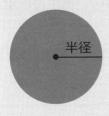

半径

3.14は円周率といい、円の直径に対する円周の長さの比率のことです。

「ぐるっと1周」のことを360度回るといいますね。円の中心の角度は、360度あります。そのため、扇形の中心の角度が次の場合、その比率で、面積も変わります。

中心の角度180度＝360度の1／2
中心の角度120度＝360度の1／3
中心の角度90度＝360度の1／4
中心の角度60度＝360度の1／6

円の面積＝半径 × 半径 × 3

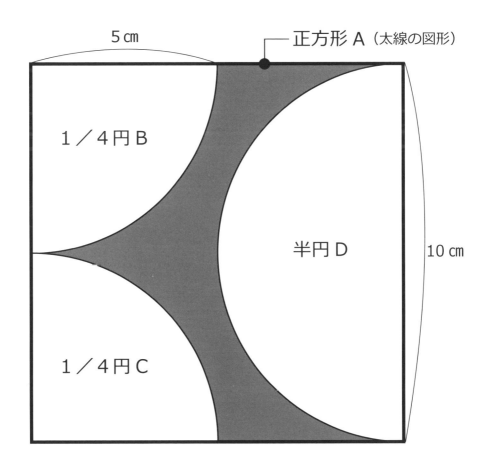

5cm

正方形A（太線の図形）

1／4円B

半円D

10cm

1／4円C

学習日　　月　　日

所要
時間　　分　　秒

筆算で解いてみましょう。

例
$$\begin{array}{r} 4283 \\ \times\quad 56 \\ \hline 25698 \\ 21415 \\ \hline \boxed{239848} \end{array}$$

①
$$\begin{array}{r} 3486 \\ \times\quad 46 \\ \hline \end{array}$$

②
$$\begin{array}{r} 7587 \\ \times\quad 92 \\ \hline \end{array}$$

③
$$\begin{array}{r} 9042 \\ \times\quad 72 \\ \hline \end{array}$$

④
$$\begin{array}{r} 3054 \\ \times\quad 93 \\ \hline \end{array}$$

⑤
$$\begin{array}{r} 6629 \\ \times\quad 58 \\ \hline \end{array}$$

⑥
$$\begin{array}{r} 6433 \\ \times\quad 16 \\ \hline \end{array}$$

⑦
$$\begin{array}{r} 8816 \\ \times\quad 76 \\ \hline \end{array}$$

⑧
$$\begin{array}{r} 6180 \\ \times\quad 53 \\ \hline \end{array}$$

＋－×÷符号入れ

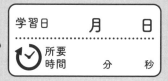

学習日　　月　　日
所要時間　　分　　秒

式の中の（　　　）には、加減乗除＋－×÷のいずれかの符号が入ります。正しい計算が成り立つように、符号を書きましょう。

① 76（　　　）30－16＝30

② 39－6（　　　）31＝2

③ 11（　　　）96÷48＝22

④ 94＋22（　　　）61＝55

⑤ 85＋35（　　　）72＝192

⑥ 81÷81（　　　）32＝32

⑦ 8（　　　）18÷3＝48

⑧ 28（　　　）7＋10＝14

⑨ 23（　　　）26－36＝13

⑩ 93（　　　）21－15＝57

⑪ 55（　　　）60÷20＝52

⑫ 53（　　　）90÷90＝54

⑬ 75（　　　）45＋39＝159

⑭ 8÷2（　　　）34＝136

⑮ 52－16（　　　）35＝1

⑯ 73（　　　）80÷2＝33

⑰ 81＋17（　　　）73＝25

⑱ 56＋44（　　　）59＝159

【小町算】式には1から9の数字が並び、答えは100になる美しい計算問題です。

⑲ 12－3－4＋5（　　　）6＋7＋89＝100

⑳ 1＋2＋3＋4＋5＋6＋7＋8（　　　）9＝100

124 日目 答え

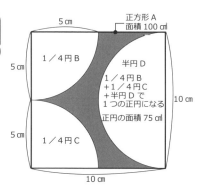

●正方形Aの面積は 10×10＝100㎠
●1／4円B、1／4円Cと半円Dの半径は同じ 5cm
このことから1／4円B、1／4円Cと半円Dとを合わせると半径5の正円になることがわかる。
●合わせた正円の面積＝5×5×3＝75㎠

●灰色の面積＝正方形A－合わせた円＝100－75＝25㎠

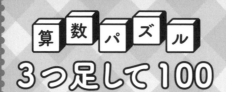
A〜Pの計算をして、答えをマスに書きましょう。16個ある答えのうち、3つを足した和が100になる組み合わせが、1組あります。それを下に書き出しましょう。

A
29＋21
＝ □

B
84−26
＝ □

C
2×5
＝ □

D
48÷3
＝ □

E
14×2
＝ □

F
7×3
＝ □

G
70÷2
＝ □

H
86÷2
＝ □

I
71−19
＝ □

J
31×2
＝ □

K
63−39
＝ □

L
6×7
＝ □

M
18×3
＝ □

N
96−37
＝ □

O
15＋38
＝ □

P
13×3
＝ □

□ ＋ □ ＋ □ ＝100

① 160356　② 698004　③ 651024　④ 284022　⑤ 384482　⑥ 102928　⑦ 670016　⑧ 327540

算 数 パ ズ ル
15本の旗

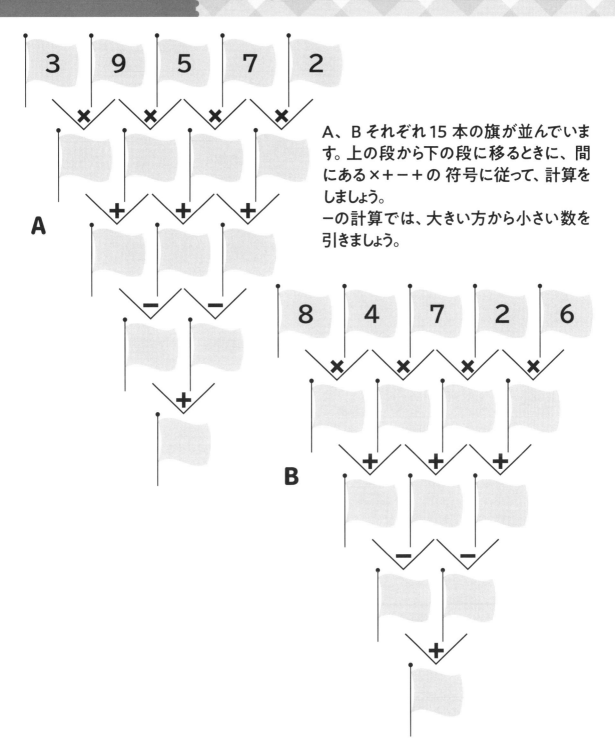

A、B それぞれ 15 本の旗が並んでいます。上の段から下の段に移るときに、間にある ×＋－＋の 符号に従って、計算をしましょう。

－の計算では、大きい方から小さい数を引きましょう。

左の数の一の位を「0」にする【貸し借り算】をしてみましょう。

① 85 + 11 = ☐

② 67 + 79 = ☐

③ 92 + 27 = ☐

④ 65 + 23 = ☐

⑤ 93 + 79 = ☐

⑥ 92 + 64 = ☐

⑦ 65 + 17 = ☐

⑧ 69 + 65 = ☐

⑨ 61 + 63 = ☐

⑩ 44 + 27 = ☐

⑪ 56 + 55 = ☐

⑫ 63 + 95 = ☐

⑬ 45 + 64 = ☐

⑭ 81 + 91 = ☐

⑮ 45 + 58 = ☐

⑯ 34 + 87 = ☐

⑰ 95 + 47 = ☐

⑱ 64 + 89 = ☐

⑲ 51 + 67 = ☐

⑳ 85 + 81 = ☐

㉑ 35 + 76 = ☐

㉒ 25 + 93 = ☐

㉓ 58 + 69 = ☐

㉔ 77 + 61 = ☐

127日目
答え
A 50　B 58　C 10　D 16　E 28　F 21　G 35　H 43　I 52　J 62　K 24
L 42　M 54　N 59　O 53　P 39
C 10 + E 28 + J 62 = 100

左の数の一の位を「0」にする【貸し借り算】をしてみましょう。

① $956+51=$

② $871+72=$

③ $446+77=$

④ $283+63=$

⑤ $739+77=$

⑥ $549+29=$

⑦ $793+15=$

⑧ $557+87=$

⑨ $948+52=$

⑩ $977+89=$

⑪ $815+83=$

⑫ $959+81=$

⑬ $726+28=$

⑭ $452+67=$

⑮ $612+97=$

⑯ $264+91=$

⑰ $795+41=$

⑱ $645+94=$

⑲ $567+18=$

⑳ $689+33=$

㉑ $289+95=$

128 日目 答え

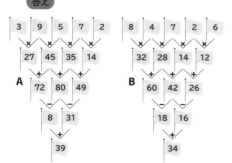

左の数の一の位を「0」にする【貸し借り算】をしてみましょう。

① $43 - 18 =$

② $97 - 19 =$

③ $44 - 29 =$

④ $83 - 65 =$

⑤ $51 - 22 =$

⑥ $39 - 17 =$

⑦ $71 - 55 =$

⑧ $87 - 39 =$

⑨ $47 - 31 =$

⑩ $54 - 37 =$

⑪ $81 - 47 =$

⑫ $69 - 57 =$

⑬ $85 - 39 =$

⑭ $52 - 38 =$

⑮ $91 - 72 =$

⑯ $66 - 43 =$

⑰ $84 - 35 =$

⑱ $32 - 15 =$

⑲ $73 - 52 =$

⑳ $78 - 27 =$

㉑ $52 - 41 =$

㉒ $96 - 81 =$

㉓ $85 - 54 =$

㉔ $36 - 29 =$

129 日目
答え

① 96　② 146　③ 119　④ 88　⑤ 172　⑥ 156　⑦ 82　⑧ 134　⑨ 124　⑩ 71
⑪ 111　⑫ 158　⑬ 109　⑭ 172　⑮ 103　⑯ 121　⑰ 142　⑱ 153　⑲ 118　⑳ 166
㉑ 111　㉒ 118　㉓ 127　㉔ 138

左の数の一の位を「0」にする【貸し借り算】をしてみましょう。

① 248−59 =

② 373−84 =

③ 148−65 =

④ 936−41 =

⑤ 746−68 =

⑥ 544−88 =

⑦ 578−84 =

⑧ 408−82 =

⑨ 206−15 =

⑩ 858−69 =

⑪ 894−57 =

⑫ 231−25 =

⑬ 463−57 =

⑭ 693−15 =

⑮ 327−25 =

⑯ 363−82 =

⑰ 541−39 =

⑱ 237−47 =

⑲ 415−27 =

⑳ 612−96 =

㉑ 481−51 =

㉒ 871−64 =

㉓ 306−62 =

㉔ 277−74 =

130 日目
答え

① 1007　② 943　③ 523　④ 346　⑤ 816　⑥ 578　⑦ 808　⑧ 644　⑨ 1000
⑩ 1066　⑪ 898　⑫ 1040　⑬ 754　⑭ 519　⑮ 709　⑯ 355　⑰ 836　⑱ 739
⑲ 585　⑳ 722　㉑ 384

大きい桁の数字同士の計算から始める【左から足し算】をしましょう。

① $2121+632=$

② $8956+816=$

③ $1991+537=$

④ $2816+122=$

⑤ $4617+575=$

⑥ $5142+385=$

⑦ $4954+827=$

⑧ $6029+617=$

⑨ $2077+104=$

⑩ $6024+691=$

⑪ $6268+644=$

⑫ $2575+621=$

⑬ $6478+272=$

⑭ $4261+142=$

⑮ $8424+855=$

⑯ $9198+302=$

⑰ $2719+261=$

⑱ $2851+767=$

⑲ $1838+365=$

⑳ $6961+454=$

㉑ $6463+313=$

㉒ $6789+892=$

㉓ $3381+255=$

㉔ $7331+544=$

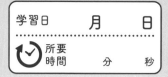

学習日　　　月　　　日

所要時間　　　分　　　秒

並んだ 10 の数字を、間違いなく速く足し算しましょう。

① 46＋79＋90＋42＋34＋39＋34＋7＋3＋44 ＝ ☐

② 43＋38＋20＋74＋42＋57＋48＋65＋6＋95 ＝ ☐

③ 19＋91＋83＋68＋63＋75＋48＋17＋27＋95 ＝ ☐

④ 29＋95＋69＋50＋27＋20＋76＋30＋96＋97 ＝ ☐

⑤ 10＋21＋2＋17＋56＋72＋30＋87＋7＋61 ＝ ☐

⑥ 18＋27＋78＋6＋93＋77＋16＋79＋87＋63 ＝ ☐

⑦ 90＋49＋7＋39＋85＋69＋81＋72＋19＋77 ＝ ☐

⑧ 40＋57＋92＋83＋79＋90＋74＋53＋58＋11 ＝ ☐

⑨ 60＋75＋8＋8＋48＋5＋17＋69＋61＋32 ＝ ☐

⑩ 73＋52＋30＋56＋44＋93＋94＋81＋65＋65 ＝ ☐

⑪ 39＋28＋4＋11＋57＋50＋83＋80＋53＋4 ＝ ☐

⑫ 21＋60＋22＋33＋48＋57＋54＋63＋77＋58 ＝ ☐

132日目
答え

① 189　② 289　③ 83　④ 895　⑤ 678　⑥ 456　⑦ 494　⑧ 326　⑨ 191　⑩ 789
⑪ 837　⑫ 206　⑬ 406　⑭ 678　⑮ 302　⑯ 281　⑰ 502　⑱ 190　⑲ 388
⑳ 516　㉑ 430　㉒ 807　㉓ 244　㉔ 203

お金のやり取りと年齢に関する計算問題です。できるだけ、計算式も書いてみましょう。

 A

定価5600円の松茸が60%引きで売られています。松茸の値段は何円ですか？

¥

 B

5800円で仕入れた品物に利益を15%加えて売ると、値段は何円になりますか？

¥

 C

4本の値段が360円の鉛筆を、60本買ったときの値段は何円になりますか？

¥

 D

消費税10%の物は、本体価格に1.1を掛けると、消費税込みの価格になります。本体価格2300円のワインの税込み価格は何円になりますか？

¥

 E

1個60円の飴を12個買うと、4割引きになります。12個の割引後の値段は何円になりますか？

¥

 F

Bさんの年齢の5倍がAさん、Bさんの年齢の10倍がCさんです。Bさんが5歳のとき、3人の年齢の合計は何歳ですか？

① 2753　② 9772　③ 2528　④ 2938　⑤ 5192　⑥ 5527　⑦ 5781　⑧ 6646
⑨ 2181　⑩ 6715　⑪ 6912　⑫ 3196　⑬ 6750　⑭ 4403　⑮ 9279　⑯ 9500
⑰ 2980　⑱ 3618　⑲ 2203　⑳ 7415　㉑ 6776　㉒ 7681　㉓ 3636　㉔ 7875

136 時間と速度

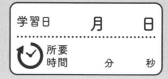

所要
時間

時間と速度に関する計算問題です。時刻は1時、2時、3時……11時、12時と数え、
12時の次は1時とします。

A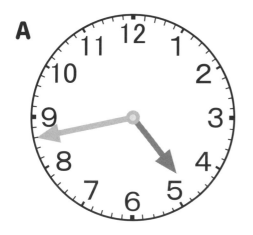

① 時計の時刻は？

　　　　　　　　時　　　　　　分

② 1時間34分前の時刻は？

　　　　　　　　時　　　　　　分

③ 51分後の時刻は？

　　　　　　　　時　　　　　　分

B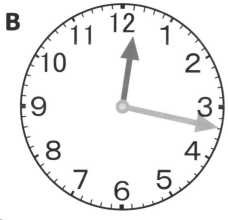

① 時計の時刻は？

　　　　　　　　時　　　　　　分

② 1時間21分後の時刻は？

　　　　　　　　時　　　　　　分

③ 36分前の時刻は？

　　　　　　　　時　　　　　　分

C

時速82kmで、123km移動します。
移動時間は何分になりますか？

D

50分後に40km先に到着する必
要があります。時速何kmで移動す
る必要がありますか？

① 418　② 488　③ 586　④ 589　⑤ 363　⑥ 544　⑦ 588　⑧ 637　⑨ 383
⑩ 653　⑪ 409　⑫ 493

①〜⑥で、▨に並ぶ数は、タテの列、ヨコの行の3つの数字を足した「和」です。条件を満たすように、1〜9を書き込みましょう。それぞれの数字は1回ずつ使うこととします。

①
9			16
	8		18
		3	11
22	14	9	+

②
		8	20
	1		10
7			15
14	12	19	+

③
		9	15
	3		16
4			14
16	12	17	+

④
7			19
	1		13
		6	13
12	10	23	+

⑤
1			8
	5		20
		9	17
10	14	21	+

⑥
		2	10
	6		16
4			19
16	19	10	+

A　5600 ×(1 − 0.6)= 5600 × 0.4 = 2240 円　　B　5800 ×(1 + 0.15)= 5800 × 1.15 = 6670 円　　C　360 ÷ 4 = 90 円が1本の値段　90 × 60 = 5400 円　　D　2300 × 1.1 = 2530 円　　E　60 × 12 = 720 円が割引前の値段　720 ×(1 − 0.4)= 720 × 0.6 = 432 円　　F　Aさん　5 × 5 = 25 歳　Cさん　5 × 10 = 50 歳　　A + B + C = 25 + 5 + 50 = 80 歳

漢数字を算用数字に置き換えて、計算をしましょう。

① 九 拾 壱 ＋ 参 拾 四 ＝　　　　　　＋　　　　　＝

② 六 拾 弐 ＋ 弐 拾 九 ＝　　　　　　＋　　　　　＝

③ 五 拾 七 ＋ 九 拾 弐 ＝　　　　　　＋　　　　　＝

④ 五 　拾 　六 ÷ 七 ＝　　　　　　÷　　　　　＝

⑤ 弐 　拾 　四 － 参 ＝　　　　　　－　　　　　＝

⑥ 八 　拾 　四 ÷ 七 ＝　　　　　　÷　　　　　＝

⑦ 七 　拾 　八 ÷ 弐 ＝　　　　　　÷　　　　　＝

⑧ 九 拾 八 － 参 拾 七 ＝　　　　　　－　　　　　＝

⑨ 弐 拾 六 × 拾 壱 ＝　　　　　　×　　　　　＝

⑩ 七 　拾 　壱 ＋ 四 ＝　　　　　　＋　　　　　＝

⑪ 参 拾 四 ＋ 九 拾 五 ＝　　　　　　＋　　　　　＝

⑫ 六 拾 五 － 弐 拾 八 ＝　　　　　　－　　　　　＝

⑬ 四 　拾 　八 ÷ 弐 ＝　　　　　　÷　　　　　＝

⑭ 六 拾 四 ÷ 拾 六 ＝　　　　　　÷　　　　　＝

⑮ 五 　拾 　四 ÷ 九 ＝　　　　　　÷　　　　　＝

136日目

A　①4時43分　②3時09分　③5時34分　　B　①12時17分　②1時38分　③11時41分
C　距離123km÷時速82km＝1.5時間が移動時間でこの単位を分に置き換える　60分×1.5
＝90分　　D　60分÷50分＝1.2　40km×1.2＝48kmが時速

151

大きい桁の数字の計算から始める【左から掛け算】をしましょう。

① $970 \times 7 =$

② $251 \times 7 =$

③ $171 \times 9 =$

④ $965 \times 9 =$

⑤ $538 \times 7 =$

⑥ $466 \times 7 =$

⑦ $198 \times 9 =$

⑧ $594 \times 3 =$

⑨ $687 \times 8 =$

⑩ $919 \times 3 =$

⑪ $934 \times 5 =$

⑫ $599 \times 2 =$

⑬ $747 \times 8 =$

⑭ $656 \times 3 =$

⑮ $879 \times 5 =$

⑯ $942 \times 2 =$

⑰ $894 \times 3 =$

⑱ $469 \times 9 =$

⑲ $782 \times 2 =$

⑳ $515 \times 2 =$

㉑ $431 \times 7 =$

㉒ $934 \times 9 =$

㉓ $293 \times 8 =$

㉔ $544 \times 8 =$

①
9	5	2
6	8	4
7	1	3

②
3	9	8
4	1	5
7	2	6

③
5	1	9
7	3	6
4	8	2

④
7	4	8
3	1	9
2	5	6

⑤
1	3	4
7	5	8
2	6	9

⑥
3	5	2
9	6	1
4	8	7

学習日　　　月　　　日

所要
時間　　　分　　　秒

【11×11〜19×19までの掛け算】の法則を使って暗算しましょう。

① 13 × 19 =

② 12 × 11 =

③ 19 × 12 =

④ 12 × 13 =

⑤ 19 × 14 =

⑥ 12 × 15 =

⑦ 19 × 16 =

⑧ 12 × 17 =

⑨ 19 × 18 =

⑩ 12 × 19 =

⑪ 18 × 11 =

⑫ 15 × 12 =

⑬ 18 × 13 =

⑭ 15 × 14 =

⑮ 18 × 15 =

⑯ 15 × 16 =

⑰ 18 × 17 =

⑱ 15 × 18 =

⑲ 18 × 19 =

⑳ 15 × 11 =

㉑ 17 × 12 =

㉒ 15 × 13 =

㉓ 17 × 14 =

㉔ 15 × 15 =

138 日目
答え

① 91 ＋ 34 = 125　② 62 ＋ 29 = 91　③ 57 ＋ 92 = 149　④ 56 ÷ 7 = 8　⑤ 24 − 3 = 21
⑥ 84 ÷ 7 = 12　⑦ 78 ÷ 2 = 39　⑧ 98 − 37 = 61　⑨ 26 × 11 = 286　⑩ 71 ＋ 4 = 75
⑪ 34 ＋ 95 = 129　⑫ 65 − 28 = 37　⑬ 48 ÷ 2 = 24　⑭ 64 ÷ 16 = 4　⑮ 54 ÷ 9 = 6

【2桁×2桁の掛け算】のコツを使って解いてみましょう。

① 66 × 76 =

② 84 × 73 =

③ 58 × 71 =

④ 20 × 78 =

⑤ 58 × 85 =

⑥ 79 × 23 =

⑦ 59 × 40 =

⑧ 30 × 95 =

⑨ 74 × 44 =

⑩ 77 × 25 =

⑪ 56 × 55 =

⑫ 12 × 59 =

⑬ 91 × 45 =

⑭ 53 × 88 =

⑮ 71 × 35 =

⑯ 57 × 90 =

⑰ 29 × 81 =

⑱ 51 × 78 =

⑲ 91 × 83 =

⑳ 12 × 81 =

㉑ 74 × 73 =

㉒ 19 × 44 =

㉓ 48 × 55 =

㉔ 33 × 81 =

139 日目 答え

① 6790　② 1757　③ 1539　④ 8685　⑤ 3766　⑥ 3262　⑦ 1782　⑧ 1782
⑨ 5496　⑩ 2757　⑪ 4670　⑫ 1198　⑬ 5976　⑭ 1968　⑮ 4395　⑯ 1884
⑰ 2682　⑱ 4221　⑲ 1564　⑳ 1030　㉑ 3017　㉒ 8406　㉓ 2344　㉔ 4352

割る数を約数に分けて、分けた約数で順に割りましょう。

① $320 \div 80 =$

② $315 \div 63 =$

③ $308 \div 44 =$

④ $245 \div 49 =$

⑤ $164 \div 82 =$

⑥ $165 \div 33 =$

⑦ $450 \div 75 =$

⑧ $176 \div 22 =$

⑨ $152 \div 76 =$

⑩ $330 \div 55 =$

⑪ $140 \div 28 =$

⑫ $220 \div 44 =$

⑬ $540 \div 60 =$

⑭ $504 \div 56 =$

⑮ $160 \div 32 =$

⑯ $378 \div 63 =$

⑰ $110 \div 22 =$

⑱ $192 \div 48 =$

⑲ $152 \div 38 =$

⑳ $304 \div 38 =$

㉑ $648 \div 72 =$

㉒ $175 \div 35 =$

㉓ $125 \div 25 =$

㉔ $112 \div 16 =$

140 日目 答え

① 247　② 132　③ 228　④ 156　⑤ 266　⑥ 180　⑦ 304　⑧ 204　⑨ 342　⑩ 228
⑪ 198　⑫ 180　⑬ 234　⑭ 210　⑮ 270　⑯ 240　⑰ 306　⑱ 270　⑲ 342　⑳ 165
㉑ 204　㉒ 195　㉓ 238　㉔ 225

×÷の計算が先、+−は後から、に注意して計算をしましょう。

① $8 \times 6 - 40 =$

② $6 \times 8 - 30 =$

③ $58 + 17 \times 3 =$

④ $5 \times 19 - 62 =$

⑤ $4 \times 11 + 42 =$

⑥ $10 \div 2 - 3 =$

⑦ $9 - 45 \div 5 =$

⑧ $54 \div 9 - 3 =$

⑨ $3 + 10 \div 2 =$

⑩ $9 - 24 \div 3 =$

⑪ $10 \div 5 + 9 =$

⑫ $36 \div 4 + 4 =$

⑬ $6 - 20 \div 4 =$

⑭ $7 + 21 \div 7 =$

⑮ $16 \div 8 + 7 =$

⑯ $9 - 42 \div 7 =$

⑰ $8 - 56 \div 8 =$

⑱ $30 \div 5 + 1 =$

⑲ $42 \div 6 + 5 =$

⑳ $7 - 27 \div 9 =$

㉑ $7 - 45 \div 9 =$

㉒ $35 \div 5 + 8 =$

㉓ $36 \div 9 - 2 =$

㉔ $42 \div 6 - 6 =$

141 日目
答え

① 5016　② 6132　③ 4118　④ 1560　⑤ 4930　⑥ 1817　⑦ 2360　⑧ 2850
⑨ 3256　⑩ 1925　⑪ 3080　⑫ 708　⑬ 4095　⑭ 4664　⑮ 2485　⑯ 5130
⑰ 2349　⑱ 3978　⑲ 7553　⑳ 972　㉑ 5402　㉒ 836　㉓ 2640　㉔ 2673

図形の面積の公式を学びましょう。その後に、下にある図形で灰色になっている部分の面積を答えてください。

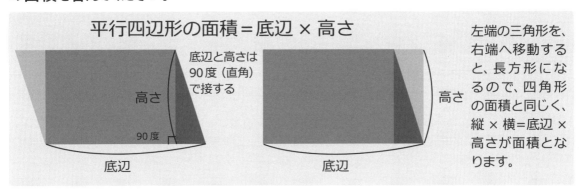

平行四辺形の面積＝底辺 × 高さ

底辺と高さは90度（直角）で接する

高さ

90度

底辺

高さ

底辺

左端の三角形を、右端へ移動すると、長方形になるので、四角形の面積と同じく、縦 × 横＝底辺 × 高さが面積となります。

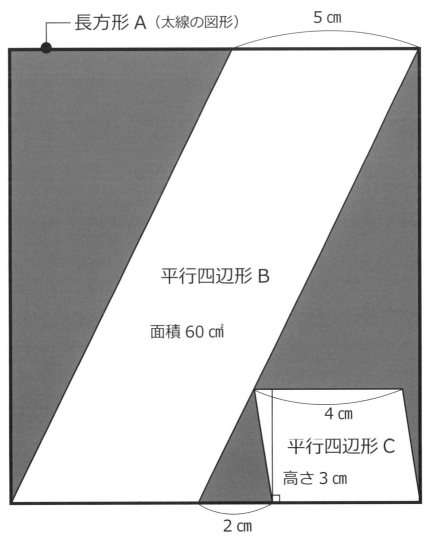

長方形 A（太線の図形）

5 ㎝

平行四辺形 B

面積 60 ㎠

4 ㎝

平行四辺形 C

高さ 3 ㎝

2 ㎝

筆算で解いてみましょう。

① 　6437
　+2144

② 　4807
　+2924

③ 　5463
　+2727

④ 　1500
　+7208

⑤ 　3659
　+5524

⑥ 　1512
　+7558

⑦ 　8295
　+1078

⑧ 　4045
　+2978

⑨ 　3189
　+6018

⑩ 　2503
　+1505

⑪ 　1902
　+5609

⑫ 　4592
　+2080

引き算 筆算

筆算で解いてみましょう。

① 7232
－2048

② 7649
－6513

③ 5826
－4518

④ 4629
－1135

⑤ 5575
－1923

⑥ 6414
－4625

⑦ 6517
－3815

⑧ 7232
－2048

⑨ 7649
－6513

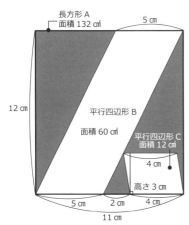

長方形 A 面積 132 ㎠

5 cm

12 cm

平行四辺形 B 面積 60 ㎠

平行四辺形 C 面積 12 ㎠

4 cm

高さ 3 cm

5 cm 2 cm 4 cm

11 cm

- ●平行四辺形 B の面積は 底辺 5 ×高さ＝ 60 ㎠
- ●面積から高さを求めると 高さ＝面積 60 ÷ 5 ＝ 12 cm
- ●長方形 A の縦の辺の長さは、平行四辺形 B の高さと同じ
- ●長方形 A の横の辺の長さは、5 ＋ 2 ＋ 4 ＝ 11 cm
- ●長方形 A の面積は、12 × 11 ＝ 132 ㎠
- ●平行四辺形 C の面積は 4 × 3 ＝ 12 ㎠

- ●灰色の面積＝長方形 A －平行四辺形 B －平行四辺形 C ＝ 132 － 60 － 12 ＝ 60 ㎠

A～Dで、4つの数字のグループが3組ずつ並んでいます。その中に、例のように、3つを足した和が左端の大きな字の数字になる組み合わせが、1か所あります。それぞれ、どこでしょう。

例 266

| 84 | 94 | **85** | **86** | 85 | 89 |
| 89 | 84 | 96 | **95** | 81 | 90 |

A 250

| 97 | 76 | 88 | 63 | 83 | 75 |
| 82 | 87 | 98 | 77 | 91 | 92 |

B 140

| 40 | 45 | 65 | 34 | 40 | 45 |
| 38 | 61 | 41 | 62 | 41 | 50 |

C 174

| 48 | 47 | 49 | 60 | 56 | 45 |
| 89 | 70 | 82 | 43 | 74 | 52 |

D 113

| 38 | 30 | 41 | 37 | 40 | 29 |
| 47 | 29 | 45 | 38 | 38 | 44 |

算数パズル
マッチ棒計算式

マッチ棒で計算式を作りましたが、間違っています。ここから1本だけを動かして、正しい計算にしてください。数字の形は、下記に合わせてください。

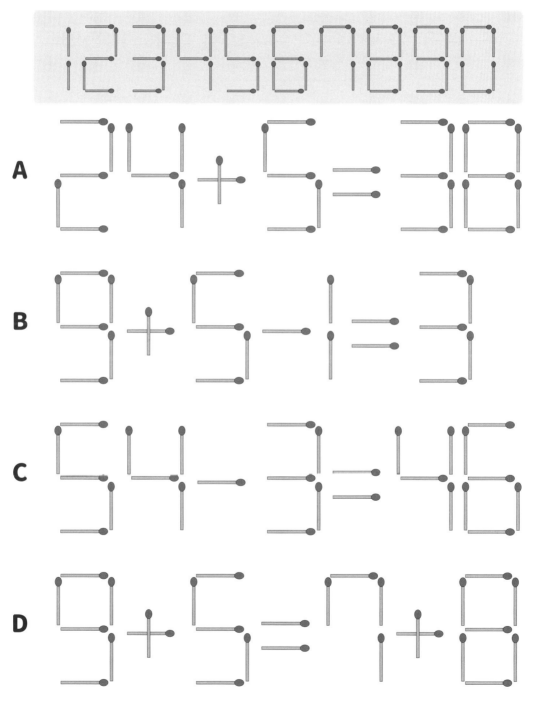

① 5184　② 1136　③ 1308　④ 3494　⑤ 3652　⑥ 1789　⑦ 2702　⑧ 5184
⑨ 1136

左の数の一の位を「0」にする【貸し借り算】をしてみましょう。

① 59＋48 ＝ 　　　
② 35＋91 ＝ 　　　
③ 45＋92 ＝ 　　　
④ 66＋97 ＝ 　　　
⑤ 33＋96 ＝ 　　　
⑥ 97＋89 ＝ 　　　
⑦ 14＋41 ＝ 　　　
⑧ 76＋88 ＝ 　　　
⑨ 15＋57 ＝ 　　　
⑩ 19＋66 ＝ 　　　
⑪ 22＋91 ＝ 　　　
⑫ 13＋96 ＝ 　　　

⑬ 28＋63 ＝ 　　　
⑭ 99＋63 ＝ 　　　
⑮ 95＋37 ＝ 　　　
⑯ 78＋73 ＝ 　　　
⑰ 51＋87 ＝ 　　　
⑱ 82＋85 ＝ 　　　
⑲ 74＋16 ＝ 　　　
⑳ 93＋71 ＝ 　　　
㉑ 16＋73 ＝ 　　　
㉒ 23＋79 ＝ 　　　
㉓ 43＋29 ＝ 　　　
㉔ 39＋49 ＝ 　　　

147日目 答え

A 83 75 91 92

B 65 34 41 62

C 49 60 82 43

D 40 29 38 44

左の数の一の位を「0」にする【貸し借り算】をしてみましょう。

① $456+36=$ ☐

② $517+22=$ ☐

③ $457+84=$ ☐

④ $872+42=$ ☐

⑤ $726+79=$ ☐

⑥ $657+54=$ ☐

⑦ $927+28=$ ☐

⑧ $592+36=$ ☐

⑨ $924+33=$ ☐

⑩ $626+67=$ ☐

⑪ $614+11=$ ☐

⑫ $395+57=$ ☐

⑬ $698+25=$ ☐

⑭ $557+49=$ ☐

⑮ $793+19=$ ☐

⑯ $344+44=$ ☐

⑰ $384+94=$ ☐

⑱ $923+96=$ ☐

⑲ $914+76=$ ☐

⑳ $641+25=$ ☐

㉑ $666+66=$ ☐

㉒ $938+35=$ ☐

㉓ $446+99=$ ☐

㉔ $738+24=$ ☐

学習日　　　月　　　日

所要時間　　分　　秒

左の数の一の位を「0」にする【貸し借り算】をしてみましょう。

① $28 - 17 =$ ☐

② $22 - 16 =$ ☐

③ $92 - 61 =$ ☐

④ $51 - 33 =$ ☐

⑤ $72 - 43 =$ ☐

⑥ $52 - 35 =$ ☐

⑦ $97 - 42 =$ ☐

⑧ $73 - 36 =$ ☐

⑨ $96 - 71 =$ ☐

⑩ $96 - 43 =$ ☐

⑪ $64 - 15 =$ ☐

⑫ $41 - 24 =$ ☐

⑬ $93 - 57 =$ ☐

⑭ $84 - 36 =$ ☐

⑮ $63 - 19 =$ ☐

⑯ $58 - 21 =$ ☐

⑰ $77 - 29 =$ ☐

⑱ $88 - 62 =$ ☐

⑲ $37 - 17 =$ ☐

⑳ $94 - 22 =$ ☐

㉑ $83 - 51 =$ ☐

㉒ $98 - 78 =$ ☐

㉓ $74 - 18 =$ ☐

㉔ $71 - 58 =$ ☐

149日目 答え
① 107　② 126　③ 137　④ 163　⑤ 129　⑥ 186　⑦ 55　⑧ 164　⑨ 72　⑩ 85
⑪ 113　⑫ 109　⑬ 91　⑭ 162　⑮ 132　⑯ 151　⑰ 138　⑱ 167　⑲ 90　⑳ 164
㉑ 89　㉒ 102　㉓ 72　㉔ 88

左の数の一の位を「0」にする【貸し借り算】をしてみましょう。

① $756 - 86 =$

② $550 - 22 =$

③ $417 - 39 =$

④ $484 - 21 =$

⑤ $366 - 37 =$

⑥ $341 - 46 =$

⑦ $855 - 18 =$

⑧ $129 - 93 =$

⑨ $452 - 35 =$

⑩ $939 - 97 =$

⑪ $862 - 65 =$

⑫ $974 - 56 =$

⑬ $954 - 22 =$

⑭ $584 - 48 =$

⑮ $271 - 66 =$

⑯ $578 - 17 =$

⑰ $611 - 89 =$

⑱ $305 - 78 =$

⑲ $268 - 57 =$

⑳ $238 - 61 =$

㉑ $719 - 71 =$

㉒ $435 - 67 =$

㉓ $525 - 31 =$

㉔ $878 - 52 =$

150日目
答え

① 492　② 539　③ 541　④ 914　⑤ 805　⑥ 711　⑦ 955　⑧ 628　⑨ 957　⑩ 693
⑪ 625　⑫ 452　⑬ 723　⑭ 606　⑮ 812　⑯ 388　⑰ 478　⑱ 1019　⑲ 990
⑳ 666　㉑ 732　㉒ 973　㉓ 545　㉔ 762

大きい桁の数字同士の計算から始める【左から足し算】をしましょう。

① $6822+649=$

② $7296+602=$

③ $1788+287=$

④ $4448+503=$

⑤ $1918+565=$

⑥ $2486+781=$

⑦ $2404+233=$

⑧ $9113+277=$

⑨ $1652+281=$

⑩ $5536+182=$

⑪ $2159+825=$

⑫ $2431+257=$

⑬ $2522+679=$

⑭ $5308+624=$

⑮ $5932+346=$

⑯ $4582+667=$

⑰ $1933+558=$

⑱ $6167+583=$

⑲ $3963+589=$

⑳ $7763+268=$

㉑ $9532+873=$

㉒ $4396+832=$

㉓ $7886+532=$

㉔ $7074+805=$

151 日目
答え
① 11　② 6　③ 31　④ 18　⑤ 29　⑥ 17　⑦ 55　⑧ 37　⑨ 25　⑩ 53　⑪ 49　⑫ 17
⑬ 36　⑭ 48　⑮ 44　⑯ 37　⑰ 48　⑱ 26　⑲ 20　⑳ 72　㉑ 32　㉒ 20　㉓ 56　㉔ 13

並んだ 10 の数字を、間違いなく速く足し算しましょう。

① 78＋16＋82＋10＋67＋44＋84＋69＋37＋25 ＝

② 15＋58＋97＋21＋77＋47＋58＋93＋71＋36 ＝

③ 83＋30＋64＋77＋25＋49＋33＋49＋7＋18 ＝

④ 83＋5＋38＋2＋58＋30＋88＋43＋94＋44 ＝

⑤ 97＋97＋68＋95＋69＋21＋98＋24＋35＋6 ＝

⑥ 16＋48＋67＋45＋23＋53＋65＋51＋25＋66 ＝

⑦ 95＋11＋24＋52＋99＋42＋16＋14＋32＋40 ＝

⑧ 27＋72＋90＋89＋6＋71＋16＋84＋66＋95 ＝

⑨ 27＋65＋89＋23＋25＋34＋13＋22＋88＋96 ＝

⑩ 79＋5＋84＋83＋27＋57＋59＋64＋82＋2 ＝

⑪ 46＋72＋73＋79＋28＋39＋96＋49＋44＋15 ＝

⑫ 55＋74＋79＋63＋4＋36＋77＋29＋29＋91 ＝

152 日目
答え

① 670　② 528　③ 378　④ 463　⑤ 329　⑥ 295　⑦ 837　⑧ 36　⑨ 417　⑩ 842
⑪ 797　⑫ 918　⑬ 932　⑭ 536　⑮ 205　⑯ 561　⑰ 522　⑱ 227　⑲ 211　⑳ 177
㉑ 648　㉒ 368　㉓ 494　㉔ 826

お金のやり取りと年齢に関する計算問題です。できるだけ、計算式も書いてみましょう。

 A

4 時から 11 時まで働き、3 時から 7 時の時給は 1 割増しです。基本時給が 1100 円のとき、給料は何円になりますか?

 ¥

 B

780 円で仕入れた品物に利益を 35% 加えて売ると、値段は何円になりますか?

 ¥

 C

80 cm の値段が 640 円の鎖を、2500 cm 買ったときの値段は何円になりますか?

 ¥

 D

2 時から 7 時までの駐車料金は 1 時間 100 円、7 時から 19 時までは 1 時間 500 円です。4 時から 17 時までの駐車料金は何円になりますか?

 ¥

 E

還暦を迎えた A さんは、6 年後に B さんの 3 倍の年齢になります。B さんは現在、何歳ですか?

 F

A さんの年齢の 5 倍が B さん、C さんは還暦を迎えました。B さんが 100 歳のとき、3 人の年齢の合計は何歳ですか?

153 日目 答え

① 7471　② 7898　③ 2075　④ 4951　⑤ 2483　⑥ 3267　⑦ 2637　⑧ 9390
⑨ 1933　⑩ 5718　⑪ 2984　⑫ 2688　⑬ 3201　⑭ 5932　⑮ 6278　⑯ 5249
⑰ 2491　⑱ 6750　⑲ 4552　⑳ 8031　㉑ 10405　㉒ 5228　㉓ 8418　㉔ 7879

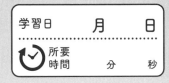

学習日　　月　　日
所要時間　　分　　秒

時間と速度に関する計算問題です。時刻は1時、2時、3時……11時、12時と数え、12時の次は1時とします。

A

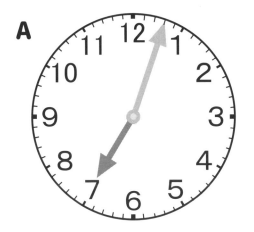

①時計の時刻は？
　　　　時　　　　分

②2時間32分前の時刻は？
　　　　時　　　　分

③1時間53分後の時刻は？
　　　　時　　　　分

B

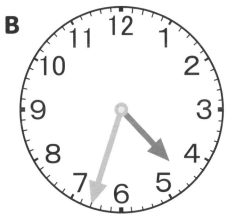

①時計の時刻は？
　　　　時　　　　分

②46分後の時刻は？
　　　　時　　　　分

③1時間36分前の時刻は？
　　　　時　　　　分

C

時速120kmで240km、時速70kmで35km、時速55kmで165km移動したときの総所要時間は何時間になりますか？

D

4km先に時速8kmで移動するAさんがいます。時速16kmのBさんは何分後に追いつきますか？

154日目
答え
① 512　② 573　③ 435　④ 485　⑤ 610　⑥ 459　⑦ 425　⑧ 616　⑨ 482　⑩ 542
⑪ 541　⑫ 537

文章に合わせて答えを出し、その数字の大小を比べて、まんなかにある□に不等号 > または < を書き込みましょう。

A 硬貨とお札を数えましょう。合計金額が大きいのはどちら？

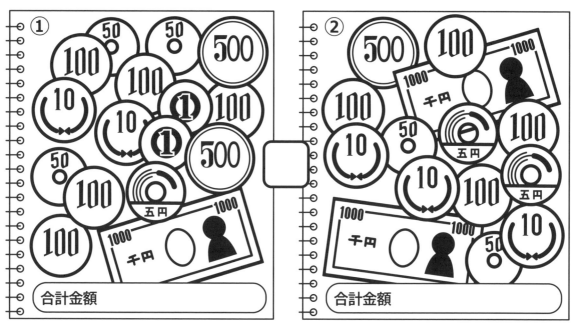

①　合計金額

②　合計金額

B 硬貨とお札を数えましょう。合計金額が大きいのはどちら？

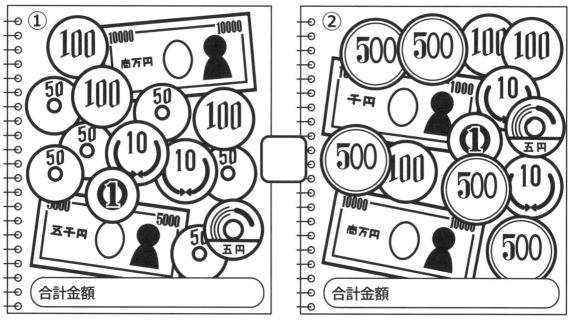

①　合計金額

②　合計金額

A　4時から7時まで1100×1.1×3＝3630円　7時から11時まで1100×4＝4400円　合計8030円　　B　780×(1＋0.35)＝780×1.35＝1053円　　C　640÷80＝8円が1cmの値段　8×2500＝20000円　　D　4時から7時まで100×3＝300円　7時から17時まで500×10＝5000円　合計5300円　　E　(60歳＋6年後)÷3＝22歳　22歳－6＝16歳　　F　Aさん　100÷5＝20歳　Cさん　還暦＝60歳　A＋B＋C＝20＋100＋60＝180歳

四字熟語に含まれている数を、すべて算用数字で書き出して、足し算をしましょう。

一石二鳥

再三再四

四捨五入

千思万考

十年一昔

四角四面

唯一無二

一朝一夕

□ + □ + □ + □ + □ + □ +

□ + □ + □ + □ + □ + □ +

□ + □ + □ + □ = □

156日目
答え

A　①7時03分　②4時31分　③8時56分　　B　①4時33分　②5時19分　③2時57分
C　240 ÷ 120 ＋ 35 ÷ 70 ＋ 165 ÷ 55 ＝ 2 ＋ 0.5 ＋ 3 ＝ 5.5 時間　　D　時速の差 16 －
8 ＝ 8　時速 8 km で B さんが近づく　4 ÷ 8 ＝ 0.5 時間 ＝ 30 分後に追いつく

171

大きい桁の数字の計算から始める【左から掛け算】をしましょう。

① $429 \times 9 =$

② $836 \times 3 =$

③ $708 \times 9 =$

④ $445 \times 3 =$

⑤ $561 \times 2 =$

⑥ $352 \times 5 =$

⑦ $693 \times 2 =$

⑧ $887 \times 8 =$

⑨ $873 \times 4 =$

⑩ $240 \times 9 =$

⑪ $160 \times 9 =$

⑫ $386 \times 6 =$

⑬ $549 \times 5 =$

⑭ $381 \times 8 =$

⑮ $890 \times 5 =$

⑯ $813 \times 3 =$

⑰ $649 \times 3 =$

⑱ $549 \times 2 =$

⑲ $261 \times 8 =$

⑳ $666 \times 7 =$

㉑ $501 \times 3 =$

㉒ $760 \times 6 =$

㉓ $742 \times 5 =$

㉔ $465 \times 6 =$

A①＜② ①2677円／1000円×1　500円×2　100円×5　50円×3　10円×2　5円×1
1円×2 ②3040円／1000円×2　500円×1　100円×4　50円×2　10円×3　5円×2
B①＞② ①15626円／10000円×1　5000円×1　100円×3　50円×6　10円×2　5円×1　1円
×1 ②13826円／10000円×1　1000円×1　500円×5　100円×3　10円×2　5円×1　1円×1

学習日　　月　　日
所要時間　　分　　秒

【11×11〜19×19までの掛け算】の法則を使って暗算しましょう。

① $17 \times 16 =$

② $15 \times 17 =$

③ $17 \times 18 =$

④ $15 \times 19 =$

⑤ $19 \times 11 =$

⑥ $12 \times 12 =$

⑦ $19 \times 13 =$

⑧ $12 \times 14 =$

⑨ $13 \times 15 =$

⑩ $12 \times 16 =$

⑪ $19 \times 17 =$

⑫ $12 \times 18 =$

⑬ $19 \times 19 =$

⑭ $16 \times 11 =$

⑮ $17 \times 12 =$

⑯ $16 \times 13 =$

⑰ $18 \times 14 =$

⑱ $16 \times 15 =$

⑲ $18 \times 16 =$

⑳ $16 \times 17 =$

㉑ $18 \times 18 =$

㉒ $16 \times 19 =$

㉓ $13 \times 12 =$

㉔ $14 \times 15 =$

158日目
答え

$1 + 2 + 3 + 4 + 4 + 5 + 1000 + 10000 + 10 + 1 + 4 + 4 + 1 + 2 + 1 + 1 = 11043$

掛け算 2桁×2桁

【2桁×2桁の掛け算】のコツを使って解いてみましょう。

① $69 \times 40 =$

② $27 \times 19 =$

③ $46 \times 21 =$

④ $88 \times 50 =$

⑤ $47 \times 67 =$

⑥ $87 \times 97 =$

⑦ $54 \times 64 =$

⑧ $64 \times 76 =$

⑨ $92 \times 12 =$

⑩ $48 \times 26 =$

⑪ $54 \times 30 =$

⑫ $26 \times 53 =$

⑬ $98 \times 98 =$

⑭ $26 \times 74 =$

⑮ $79 \times 19 =$

⑯ $41 \times 47 =$

⑰ $51 \times 64 =$

⑱ $90 \times 29 =$

⑲ $46 \times 83 =$

⑳ $27 \times 61 =$

㉑ $65 \times 64 =$

㉒ $52 \times 58 =$

㉓ $64 \times 55 =$

㉔ $96 \times 13 =$

① 3861　② 2508　③ 6372　④ 1335　⑤ 1122　⑥ 1760　⑦ 1386　⑧ 7096
⑨ 3492　⑩ 2160　⑪ 1440　⑫ 2316　⑬ 2745　⑭ 3048　⑮ 4450　⑯ 2439
⑰ 1947　⑱ 1098　⑲ 2088　⑳ 4662　㉑ 1503　㉒ 4560　㉓ 3710　㉔ 2790

割る数を約数に分けて、分けた約数で順に割りましょう。

① $588 \div 42 =$

② $216 \div 18 =$

③ $480 \div 40 =$

④ $192 \div 64 =$

⑤ $297 \div 27 =$

⑥ $585 \div 65 =$

⑦ $114 \div 38 =$

⑧ $136 \div 68 =$

⑨ $144 \div 24 =$

⑩ $540 \div 90 =$

⑪ $294 \div 21 =$

⑫ $108 \div 12 =$

⑬ $256 \div 32 =$

⑭ $225 \div 15 =$

⑮ $147 \div 49 =$

⑯ $385 \div 55 =$

⑰ $528 \div 48 =$

⑱ $180 \div 20 =$

⑲ $270 \div 90 =$

⑳ $156 \div 39 =$

㉑ $156 \div 26 =$

㉒ $296 \div 74 =$

㉓ $126 \div 21 =$

㉔ $176 \div 22 =$

160日目
答え
① 272　② 255　③ 306　④ 285　⑤ 209　⑥ 144　⑦ 247　⑧ 168　⑨ 195　⑩ 192
⑪ 323　⑫ 216　⑬ 361　⑭ 176　⑮ 204　⑯ 208　⑰ 252　⑱ 240　⑲ 288　⑳ 272
㉑ 324　㉒ 304　㉓ 156　㉔ 210

×÷の 計算が先、＋－は 後から、に注意して計算をしましょう。

① $9 - 48 \div 6 =$

② $72 \div 8 - 5 =$

③ $5 + 36 \div 4 =$

④ $24 \div 8 - 3 =$

⑤ $24 \div 3 + 7 =$

⑥ $21 \div 3 - 3 =$

⑦ $9 + 20 \div 5 =$

⑧ $9 - 63 \div 7 =$

⑨ $9 + 45 \div 5 =$

⑩ $12 \div 6 - 2 =$

⑪ $56 \div 8 + 8 =$

⑫ $9 - 42 \div 6 =$

⑬ $65 + 48 \div 3 =$

⑭ $9 - 39 \div 13 =$

⑮ $9 \div 3 + 67 =$

⑯ $69 - 24 \div 8 =$

⑰ $34 + 40 \div 10 =$

⑱ $15 \div 3 + 17 =$

⑲ $95 \div 5 + 53 =$

⑳ $42 \div 7 + 95 =$

㉑ $65 - 80 \div 4 =$

㉒ $29 - 20 \div 5 =$

㉓ $18 - 90 \div 6 =$

㉔ $57 + 80 \div 5 =$

① 2760　② 513　③ 966　④ 4400　⑤ 3149　⑥ 8439　⑦ 3456　⑧ 4864　⑨ 1104
⑩ 1248　⑪ 1620　⑫ 1378　⑬ 9604　⑭ 1924　⑮ 1501　⑯ 1927　⑰ 3264
⑱ 2610　⑲ 3818　⑳ 1647　㉑ 4160　㉒ 3016　㉓ 3520　㉔ 1248

図形の面積の公式を学びましょう。その後に、下にある図形で灰色になっている部分の面積を答えてください。

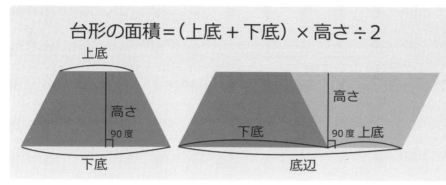

台形の面積＝（上底 ＋ 下底）× 高さ ÷ 2

上底

高さ

90度

下底

下底

高さ

90度 上底

底辺

同じ形の台形を、上下反転して横にくっつけると、平行四辺形になります。
平行四辺形の面積＝底辺 × 高さ。この半分が台形の面積となります。

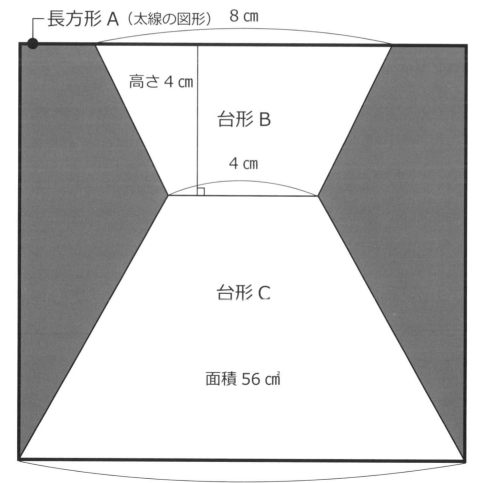

長方形 A（太線の図形）　8 ㎝

高さ 4 ㎝

台形 B

4 ㎝

台形 C

面積 56 ㎠

12 ㎝

筆算で解いてみましょう。

例
```
    4283
×     56
───────
   25698
   21415
───────
  239848
```

①
```
    3888
×     43
───────
```

②
```
    2572
×     58
───────
```

③
```
    7320
×     64
───────
```

④
```
    6864
×     36
───────
```

⑤
```
    1878
×     25
───────
```

⑥
```
    3457
×     87
───────
```

⑦
```
    6939
×     82
───────
```

⑧
```
    3757
×     76
───────
```

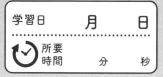

式の中の（　　）には、加減乗除＋－×÷のいずれかの符号が入ります。正しい計算が成り立つように、符号を書きましょう。

① 17×16（　　）47＝225

② 94－73（　　）7＝14

③ 12（　　）48－28＝32

④ 96÷48（　　）40＝42

⑤ 50（　　）62＋56＝168

⑥ 72（　　）35÷5＝79

⑦ 33×80（　　）8＝330

⑧ 28÷7（　　）33＝37

⑨ 52（　　）44＋54＝62

⑩ 90（　　）40＋24＝154

⑪ 45＋52（　　）78＝175

⑫ 72－80（　　）4＝52

⑬ 94－7（　　）8＝79

⑭ 26×27（　　）19＝721

⑮ 11（　　）33＋84＝447

⑯ 56÷7（　　）8＝0

⑰ 70（　　）97＋50＝217

⑱ 12（　　）4＋61＝64

【小町算】式には1から9の数字が並び、答えは100になる美しい計算問題です。

⑲ 98＋7－6＋5（　　）4＋3－2－1＝100

⑳ 98＋7－6（　　）5＋4×3×2＋1＝100

164日目 答え

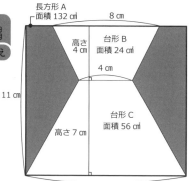

長方形A 面積132㎠
8 cm
高さ4 cm 台形B 面積24㎠
4 cm
11 cm
台形C 面積56㎠
高さ7 cm
12 cm

●台形Cの面積は（上底4＋下底12）×高さ÷2＝56㎠
●面積から高さを求めると
高さ＝面積56×2÷（上底4＋下底12）＝7cm
●長方形Aの縦の辺の長さは、台形B、台形Cの高さの合計と同じ長さで4＋7＝11cm
●長方形Aの面積は 11×12＝132㎠
●台形Bの面積は（8＋4）×4÷2＝24㎠

●灰色の面積＝長方形A－台形B－台形C＝132－24－56＝52㎠

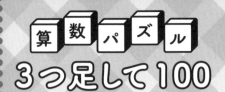

算 数 パ ズ ル
3つ足して100

学習日　　　月　　　日

所要時間　　　分　　　秒

A～Pの計算をして、答えをマスに書きましょう。16個ある答えのうち、3つを足した和が100になる組み合わせが、1組あります。それを下に書き出しましょう。

A
63−34
= ☐

B
76−29
= ☐

C
7×6
= ☐

D
72÷6
= ☐

E
99−76
= ☐

F
37+21
= ☐

G
15×4
= ☐

H
36÷2
= ☐

I
9×4
= ☐

J
83−56
= ☐

K
75÷3
= ☐

L
2×7
= ☐

M
64÷4
= ☐

N
43−22
= ☐

O
17−8
= ☐

P
86÷2
= ☐

☐ ＋ ☐ ＋ ☐ ＝100

① 167184　② 149176　③ 468480　④ 247104　⑤ 46950　⑥ 300759　⑦ 568998
⑧ 285532

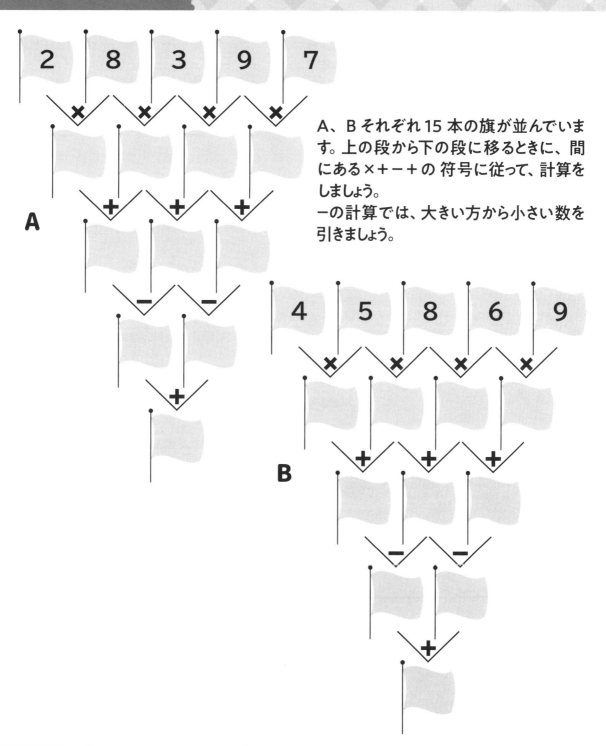

A、Bそれぞれ15本の旗が並んでいます。上の段から下の段に移るときに、間にある×+－+の符号に従って、計算をしましょう。

－の計算では、大きい方から小さい数を引きましょう。

166日目
答え

① 17 × 16(－)47 = 225　② 94 － 73(－)7 = 14　③ 12(＋)48 － 28 = 32　④ 96 ÷ 48(＋)40 = 42　⑤ 50(＋)62 + 56 = 168　⑥ 72(＋)35 ÷ 5 = 79　⑦ 33 × 80(÷)8 = 330　⑧ 28 ÷ 7(＋)33 = 37　⑨ 52(－)44 + 54 = 62　⑩ 90(＋)40 + 24 = 154　⑪ 45 + 52(＋)78 = 175　⑫ 72 － 80(÷)4 = 52　⑬ 94 － 7(－)8 = 79　⑭ 26 × 27(＋)19 = 721　⑮ 11(×)33 + 84 = 447　⑯ 56 ÷ 7(－)8 = 0　⑰ 70(＋)97 + 50 = 217　⑱ 12(÷)4 + 61 = 64　⑲ 98 + 7 － 6 + 5(－)4 + 3 － 2 － 1 = 100　⑳ 98 + 7 － 6(×)5 + 4 × 3 × 2 + 1 = 100

181

学習日 　　　月　　　日

所要時間　　　分　　　秒

左の数の一の位を「0」にする【貸し借り算】をしてみましょう。

① $18 + 59 =$ 　　　

② $44 + 72 =$ 　　　

③ $17 + 49 =$ 　　　

④ $87 + 37 =$ 　　　

⑤ $53 + 93 =$ 　　　

⑥ $14 + 56 =$ 　　　

⑦ $65 + 22 =$ 　　　

⑧ $37 + 15 =$ 　　　

⑨ $97 + 48 =$ 　　　

⑩ $97 + 83 =$ 　　　

⑪ $61 + 27 =$ 　　　

⑫ $42 + 35 =$ 　　　

⑬ $25 + 66 =$ 　　　

⑭ $17 + 55 =$ 　　　

⑮ $21 + 59 =$ 　　　

⑯ $64 + 68 =$ 　　　

⑰ $35 + 14 =$ 　　　

⑱ $63 + 58 =$ 　　　

⑲ $64 + 54 =$ 　　　

⑳ $34 + 34 =$ 　　　

㉑ $37 + 22 =$ 　　　

㉒ $13 + 27 =$ 　　　

㉓ $76 + 46 =$ 　　　

㉔ $73 + 34 =$ 　　　

167 日目 答え

A 29　B 47　C 42　D 12　E 23　F 58　G 60　H 18　I 36　J 27　K 25
L 14　M 16　N 21　O 9　P 43
I 36 + N 21 + P 43 = 100

左の数の一の位を「0」にする【貸し借り算】をしてみましょう。

① 611＋39 ＝

② 695＋83 ＝

③ 875＋67 ＝

④ 757＋51 ＝

⑤ 712＋45 ＝

⑥ 741＋26 ＝

⑦ 912＋99 ＝

⑧ 861＋94 ＝

⑨ 456＋35 ＝

⑩ 485＋61 ＝

⑪ 112＋74 ＝

⑫ 993＋65 ＝

⑬ 843＋86 ＝

⑭ 453＋35 ＝

⑮ 157＋26 ＝

⑯ 918＋27 ＝

⑰ 881＋96 ＝

⑱ 835＋82 ＝

⑲ 162＋31 ＝

⑳ 538＋32 ＝

㉑ 658＋47 ＝

168日目
答え

A
2	8	3	9	7
16	24	27	63	
40	51	90		
11	39			
50				

B
4	5	8	6	9
20	40	48	54	
60	88	102		
28	14			
42				

183

左の数の一の位を「0」にする【貸し借り算】をしてみましょう。

① 91 - 73 = ☐　　⑬ 86 - 33 = ☐

② 73 - 37 = ☐　　⑭ 93 - 77 = ☐

③ 54 - 34 = ☐　　⑮ 75 - 47 = ☐

④ 87 - 46 = ☐　　⑯ 85 - 31 = ☐

⑤ 92 - 63 = ☐　　⑰ 98 - 81 = ☐

⑥ 63 - 25 = ☐　　⑱ 92 - 67 = ☐

⑦ 39 - 24 = ☐　　⑲ 43 - 25 = ☐

⑧ 87 - 14 = ☐　　⑳ 92 - 73 = ☐

⑨ 76 - 48 = ☐　　㉑ 45 - 33 = ☐

⑩ 91 - 66 = ☐　　㉒ 97 - 68 = ☐

⑪ 99 - 46 = ☐　　㉓ 84 - 57 = ☐

⑫ 92 - 19 = ☐　　㉔ 63 - 59 = ☐

① 77　② 116　③ 66　④ 124　⑤ 146　⑥ 70　⑦ 87　⑧ 52　⑨ 145　⑩ 180　⑪ 88
⑫ 77　⑬ 91　⑭ 72　⑮ 80　⑯ 132　⑰ 49　⑱ 121　⑲ 118　⑳ 68　㉑ 59　㉒ 40
㉓ 122　㉔ 107

左の数の一の位を「0」にする【貸し借り算】をしてみましょう。

① $362 - 16 =$ 　　　⑬ $503 - 71 =$

② $995 - 71 =$ 　　　⑭ $846 - 75 =$

③ $729 - 63 =$ 　　　⑮ $373 - 14 =$

④ $822 - 13 =$ 　　　⑯ $503 - 36 =$

⑤ $204 - 94 =$ 　　　⑰ $599 - 52 =$

⑥ $881 - 62 =$ 　　　⑱ $692 - 83 =$

⑦ $967 - 69 =$ 　　　⑲ $677 - 13 =$

⑧ $505 - 17 =$ 　　　⑳ $133 - 24 =$

⑨ $971 - 83 =$ 　　　㉑ $218 - 14 =$

⑩ $197 - 98 =$ 　　　㉒ $124 - 85 =$

⑪ $858 - 89 =$ 　　　㉓ $745 - 67 =$

⑫ $583 - 23 =$ 　　　㉔ $199 - 61 =$

170日目 答え
① 650　② 778　③ 942　④ 808　⑤ 757　⑥ 767　⑦ 1011　⑧ 955　⑨ 491
⑩ 546　⑪ 186　⑫ 1058　⑬ 929　⑭ 488　⑮ 183　⑯ 945　⑰ 977　⑱ 917
⑲ 193　⑳ 570　㉑ 705

大きい桁の数字同士の計算から始める【左から足し算】をしましょう。

① 8123＋392 =

② 8767＋575 =

③ 7556＋298 =

④ 1178＋566 =

⑤ 2906＋547 =

⑥ 6932＋552 =

⑦ 1827＋227 =

⑧ 2772＋478 =

⑨ 3565＋192 =

⑩ 7649＋336 =

⑪ 2833＋742 =

⑫ 2679＋276 =

⑬ 5819＋294 =

⑭ 3920＋261 =

⑮ 2227＋204 =

⑯ 7294＋153 =

⑰ 2868＋267 =

⑱ 3425＋351 =

⑲ 2322＋286 =

⑳ 9498＋424 =

㉑ 8078＋318 =

㉒ 2043＋432 =

㉓ 4577＋249 =

㉔ 3741＋546 =

① 18　② 36　③ 20　④ 41　⑤ 29　⑥ 38　⑦ 15　⑧ 73　⑨ 28　⑩ 25　⑪ 53　⑫ 73
⑬ 53　⑭ 16　⑮ 28　⑯ 54　⑰ 17　⑱ 25　⑲ 18　⑳ 19　㉑ 12　㉒ 29　㉓ 27　㉔ 4

並んだ 10 の数字を、間違いなく速く足し算しましょう。

① 80+75+21+69+19+44+60+2+38+13 =

② 92+10+63+64+37+62+79+11+16+90 =

③ 31+77+93+89+39+38+43+95+50+86 =

④ 67+37+99+41+32+98+34+88+14+23 =

⑤ 91+56+6+40+73+29+64+38+82+34 =

⑥ 26+11+39+84+96+21+98+30+36+69 =

⑦ 15+58+95+4+17+36+5+89+68+75 =

⑧ 50+59+97+38+87+30+70+94+15+32 =

⑨ 51+72+40+35+85+67+68+31+36+83 =

⑩ 13+94+96+57+84+43+39+51+71+25 =

⑪ 67+16+99+49+32+83+67+19+3+17 =

⑫ 88+28+84+29+41+96+7+3+30+93 =

172日目
答え

① 346　② 924　③ 666　④ 809　⑤ 110　⑥ 819　⑦ 898　⑧ 488　⑨ 888　⑩ 99
⑪ 769　⑫ 560　⑬ 432　⑭ 771　⑮ 359　⑯ 467　⑰ 547　⑱ 609　⑲ 664
⑳ 109　㉑ 204　㉒ 39　㉓ 678　㉔ 138

お金のやり取りと年齢に関する計算問題です。できるだけ、計算式も書いてみましょう。

 A

定価 4860 円のサッカーボールが 50% 引きで売られています。サッカーボールの値段は何円ですか？

 ¥

 B

2320 円で仕入れた品物に利益を 40% 加えて売ると、値段は何円になりますか？

 ¥

 C

70 個の値段が 1400 円のキャンディを、150 個買ったときの値段は何円になりますか？

 ¥

 D

消費税 10% の物は、本体価格に 1.1 を掛けると、消費税込みの価格になります。本体価格 1980 円の靴下の税込み価格は何円になりますか？

 ¥

 E

1 枚 480 円の皿を 5 枚買うと、1 割引きになります。5 枚の割引後の値段は何円になりますか？

 ¥

 F

B さんの年齢の 2 倍が A さん、C さんは米寿を迎えました。B さんが 50 歳のとき、3 人の年齢の合計は何歳ですか？

① 8515　② 9342　③ 7854　④ 1744　⑤ 3453　⑥ 7484　⑦ 2054　⑧ 3250
⑨ 3757　⑩ 7985　⑪ 3575　⑫ 2955　⑬ 6113　⑭ 4181　⑮ 2431　⑯ 7447
⑰ 3135　⑱ 3776　⑲ 2608　⑳ 9922　㉑ 8396　㉒ 2475　㉓ 4826　㉔ 4287

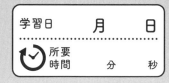

学習日　　月　　日

所要時間　　分　　秒

時間と速度に関する計算問題です。時刻は1時、2時、3時……11時、12時と数え、12時の次は1時とします。

A

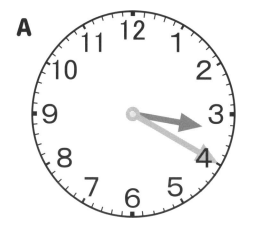

①時計の時刻は？

　　　　時　　　　分

②1時間43分前の時刻は？

　　　　時　　　　分

③57分後の時刻は？

　　　　時　　　　分

B

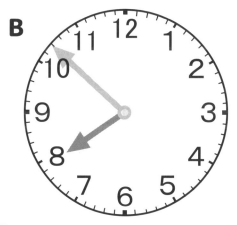

①時計の時刻は？

　　　　時　　　　分

②1時間21分後の時刻は？

　　　　時　　　　分

③36分前の時刻は？

　　　　時　　　　分

C

時速32kmで、128km移動します。移動時間は何分になりますか？

D

5分後に7km先に到着する必要があります。時速何kmで移動する必要がありますか？

174 日目 答え
① 421　② 524　③ 641　④ 533　⑤ 513　⑥ 510　⑦ 462　⑧ 572　⑨ 568　⑩ 573
⑪ 452　⑫ 499

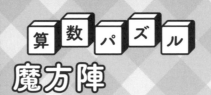

マスに、1～16の数字を書き込んでください。そのとき、タテ、ヨコ、対角線、それぞれに並んでいる4つの数字を足した合計=和が、どこも「34」になるようにしてください。

3		13		34
	9		5	34
1		15		34
	11			34
34	34	34	34	34

マスに＋－×÷のいずれかを入れて、計算の答えを「10」にしてください。
＋－より×÷の計算を先に行うことが条件とします。

例　6 ＋ 7 － 9 ÷ 3 = 10

A　7 □ 5 － 6 □ 3 = 10

B　3 □ 2 □ 5 － 1 = 10

C　8 □ 2 ÷ 2 □ 5 = 10

A　4860×(1－0.5)＝4860×0.5＝2430円　　B　2320×(1＋0.4)＝2320×1.4＝3248円
C　1400÷70＝20円が1個の値段　20×150＝3000円　　D　1980×1.1＝2178円
E　480×5＝2400円が割引前の値段　2400×(1－0.1)＝2400×0.9＝2160円
F　Aさん　50×2＝100歳　Cさん　米寿＝88歳　　A＋B＋C＝100＋50＋88＝238歳

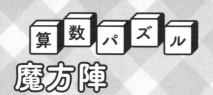

算数パズル
魔方陣

学習日　　月　　日
所要
時間　　分　　秒

マスに、1〜16の数字を書き込んでください。そのとき、タテ、ヨコ、対角線、それぞれに並んでいる4つの数字を足した合計=和が、どこも「34」になるようにしてください。

	3	14	34
9	5		34
13		1	34
	15		34
34	34	34	34	34

180日目　10を作れ！

学習日　　月　　日
所要
時間　　分　　秒

マスに＋－×÷のいずれかを入れて、計算の答えを「10」にしてください。
＋－より×÷の計算を先に行うことが条件とします。

例　8 － 6 ＋ 4 × 2 = 10

A　2 □ 4 ＋ 8 □ 6 = 10

B　8 □ 4 □ 6 ＋ 2 = 10

C　9 □ 3 － 8 □ 4 = 10

176日目
答え

A ①3時20分　②1時37分　③4時17分　B ①7時52分　②9時13分　③7時16分
C　距離128km÷時速32km＝4時間が移動時間でこの単位を分に置き換える
60分×4＝240分　　D　60分÷5分＝12　7km×12＝84kmが時速

191

177日目／答え

3	8	13	10	34
16	9	4	5	34
1	6	15	12	34
14	11	2	7	34
34	34	34	34	34

178日目／答え

A 7＋5－6÷3＝10　　B 3×2＋5－1＝10
C 8÷2÷2×5＝10

179日目／答え

7	3	10	14	34
9	12	5	8	34
16	13	4	1	34
2	6	15	11	34
34	34	34	34	34

180日目／答え

A 2×4＋8－6＝10　　B 8÷4＋6＋2＝10
C 9＋3－8÷4＝10

監修

脳科学者

篠原 菊紀 Kikunori Shinohara

公立諏訪東京理科大学工学部情報応用工学科教授
人システム研究所長
専門は脳科学、応用健康科学。遊ぶ、運動する、学習するといった日常の場面における脳活動を調べている。ドーパミン神経系の特徴を利用し遊技機のもたらす快感を量的に計測したり、ギャンブル障害・ゲーム障害の実態調査や予防・ケア、脳トレーニング、AI（人工知能）研究など、ヒトの脳のメカニズムを探求する。

パズル制作

大原 英樹 Hideki Ohara

パズル作家。書籍編集プロデューサー、作家、絶景写真家。タウン情報誌や旅の本と並行して、児童書、絵本、折り紙や切り紙の手芸本、中高年向けの脳トレ本の執筆、編集を手掛ける。著書多数。
1964年11月13日 滋賀県大津市生まれ
1987年3月 京都精華大学 美術学部デザイン学科 卒業

編集　　　　　イラストレーション
大原 まゆみ　フクイ サチヨ

デザイン
株式会社 東京100ミリバールスタジオ
大原 英樹

DTP　　　　　校閲
山崎 まさる　野田 典秀

1日5分で脳がみるみる若返る！
大人の脳活算数ドリル180日

2024年6月20日発行　第1版

監修者　　篠原菊紀
発行者　　若松和紀
発行所　　株式会社 西東社
　　　　　〒113-0034　東京都文京区湯島2-3-13
　　　　　https://www.seitosha.co.jp/
　　　　　電話　03-5800-3120（代）
※本書に記載のない内容のご質問や著者等の連絡先につきましては、お答えできかねます。

ISBN 978-4-7916-3383-8